EL ESTADO DE TU MENTE Y CUERPO

RELACIÓN ENTRE EL CEREBRO Y EL CUERPO

HERB LAWRENCE

CONTENIDO

Capítulo 1

RELACIÓN ENTRE EL CEREBRO Y EL CUERPO

Capitulo 2

ACTITUDES MENTALES AGRESIVAS

Capítulo 3

CONSIDERA TU BIENESTAR FÍSICO Y MENTAL

Capítulo 4

EN TÉRMINOS DE SU SALUD MENTAL Y FÍSICA

Capítulo 5

ESTRÉS EXCESIVO Y ANSIEDAD SOBRE EL FUTURO

Capítulo 6

TRASTORNOS AFECTIVOS O ANSIEDAD CONFIAR EXCESIVAMENTE EN LOS RECUERDOS

Capítulo 7

LA RÁPIDA ADAPTACIÓN A CONDICIONES DE PRESIÓN ES UNA CARACTERÍSTICA DEL ESTRÉS

Capítulo 8

LESIONES A LA MENTE

Capítulo 9

SENTIMIENTOS DE CULPA Y SU DOLOR

Capítulo 10

CAMBIO DE CORAZÓN Y ESPERANZA

Capítulo 1

RELACIÓN ENTRE EL CEREBRO Y EL CUERPO

No se puede negar la conexión entre el cerebro y el resto del cuerpo. El vínculo mente-cuerpo es un concepto que ha existido desde la antigüedad, cuando fue discutido por primera vez por los filósofos. No tienes que ser un filósofo para preguntarte si existe una conexión entre tu mente y tu cuerpo.

Hoy, cuando discutimos la conexión mente-cuerpo, estamos hablando de las formas en que la salud física de uno puede afectar positiva o negativamente el bienestar mental y emocional de uno. Se cree que si mantenemos una actitud feliz y nos enfocamos en ayudar a los demás, nuestras mentes y cuerpos trabajarán juntos como un reloj, mientras que lo contrario es cierto: que no estaremos en nuestro apogeo mental o emocional si nuestra salud física es mala. Es de sentido común que cuando te sientes deprimido, es difícil estar de buen humor, y viceversa cuando te sientes bien. En esta publicación, repasaremos varias prácticas de cuidado personal que pueden ayudarlo a mantener una mente y un cuerpo saludables.

El cerebro y el cuerpo están conectados por redes neuronales formadas por neurotransmisores, hormonas y sustancias químicas. Desde la respiración y la digestión hasta la percepción del dolor y el control motor, el pensamiento y la emoción, nuestra vida diaria está orquestada por señales que viajan a lo largo de estos canales.

CRÓNICA DE LA RELACIÓN ENTRE LA MENTE Y EL CUERPO

La idea de que la mente y el cuerpo están inextricablemente vinculados no es nueva. De hecho, hasta hace unos 300 años, casi todos los sistemas médicos del mundo abordaban ambos. Sin embargo, a partir del siglo XVII, los occidentales comenzaron a ver la mente y el cuerpo como algo separado. El cuerpo se veía como algo parecido a una máquina, con partes que podían reemplazarse y funcionar independientemente unas de otras, y sin vínculo con la conciencia.

Esta perspectiva occidental fue crucial en el avance de los campos alopáticos, incluida la cirugía, el tratamiento de traumatismos y los medicamentos. Sin embargo, disminuyó drásticamente la exploración científica de la vida emocional y espiritual humana y menospreció la capacidad intrínseca de curación de las personas.

Este punto de vista comenzó a cambiar progresivamente en el siglo XX. Después de descartar por primera vez la idea de un vínculo entre el cerebro y el resto del cuerpo, los científicos han comenzado recientemente a demostrar la existencia de conexiones intrincadas entre los dos. " Una extensa investigación ha demostrado las ventajas fisiológicas y mentales de la meditación, el entrenamiento de atención plena, el yoga y otras actividades de mente y cuerpo", escribe James Lake, MD, psiquiatra integrador de la Universidad de Stanford.

LA CONEXIÓN MENTE CUERPO CÓMO FUNCIONA

Tus pensamientos y creencias están moldeados por tus emociones y viceversa. Las ideas y emociones de una persona pueden comunicarse entre sí a través del vínculo mente-cuerpo.

La palabra "sentimiento" sugiere un sentido físico, incluso si sus emociones son algo de lo que solo puede ser consciente en su mente. Experimentar emociones es un evento físico. Hay sensaciones físicas asociadas con cada emoción que experimentas.

Cuando te sientes confiado versus ansioso, ¿qué pasa por tu mente? Cuando estás aprensivo, puedes comenzar a sentir que el fin del mundo está cerca. Puede tener pensamientos negativos sobre usted mismo, como que es frágil o está en peligro. Cuando te sientes bien contigo mismo, es natural asumir que esas cualidades positivas se extienden a tu fortaleza mental.

Cambiar su postura física puede tener un efecto profundo en su estado de ánimo. Trate de mantener la cabeza erguida y los hombros hacia atrás cada vez que se sienta nervioso o irritado. Su estado mental alterado puede ser una completa sorpresa para usted.

Como tal, la conexión mente-cuerpo es una parte integral del tratamiento de los problemas de salud mental y uso de sustancias. El vínculo mente-cuerpo tiene efectos beneficiosos en muchos aspectos de la salud, incluidos, entre otros, el sueño, la dieta, el ejercicio y la movilidad en general.

Cuando estás ansioso, por ejemplo, esa sensación podría comenzar en tu estómago. Una frecuencia cardíaca elevada es posible. El instinto de protegerse puede hacer que adopte una postura más cerrada.

Si te sientes bien contigo mismo, incluso podrías enderezarte y comportarte con orgullo. Puede regular su respiración y frecuencia cardíaca. Tal vez te sientas confiado y en paz. A medida que cambien sus emociones, también lo hará su forma de pensar.

Debido a que el cuerpo ejerce un impacto sobre la mente y viceversa, comprender el vínculo mente-cuerpo es crucial para mantener la salud mental y superar la adicción.

El vínculo mente-cuerpo es importante, y se recomienda que los programas de tratamiento de salud mental y abuso de sustancias incorporen ejercicios mente-cuerpo. Puedes mejorar tanto tu salud física como mental al mismo tiempo.

Es posible incluir ideas mente-cuerpo en el tratamiento de la salud mental y la adicción. Tendrá más recursos para la curación a su disposición gracias a estas terapias vitales para la mente y el cuerpo.

LA RELACIÓN MENTE CUERPO QUÉ ES Y POR QUÉ DEBERÍA IMPORTARME

El término "conexión mente-cuerpo" se refiere a la relación entre el bienestar físico y mental de una persona.

Aunque se sabe desde hace algún tiempo que nuestros sentimientos tienen consecuencias físicas, solo recientemente hemos comenzado a comprender el papel que juegan nuestros sentimientos en nuestra salud general y en nuestra vida.

La medicina holística, una filosofía de atención médica que tiene como objetivo tratar a la persona en su totalidad en lugar de solo los síntomas, pone un fuerte énfasis en la relación mente-cuerpo. A medida que la necesidad de curación en todos los niveles (mental, físico y espiritual) se vuelve más evidente, los profesionales médicos enfatizan cada vez más los enfoques holísticos del tratamiento.

FACILITANDO UNA MEJOR CONEXIÓN CEREBRO- CUERPO

Tiene sentido que esto se conozca comúnmente como el "vínculo mente-cuerpo", ya que es esencial para el correcto funcionamiento tanto del cuerpo como de la mente. Hemos compilado una lista de 21 acciones efectivas que podrían ayudarlo a restablecer y fortalecer este equilibrio increíblemente ventajoso.

LOS BENEFICIOS DE LA MEDITACIÓN NO PUEDEN SER SOBREESTIMADOS

La mente y el cuerpo se pueden acercar a través de la práctica de la meditación. Al final de la sesión, tu cuerpo se sentirá descansado y tu mente estará tranquila y alerta. A través de la práctica regular de la meditación, uno puede superar el estrés emocional y disfrutar de un estado de profunda calma. Existe evidencia de que practicar la atención plena durante tan solo 10 a 15 minutos al día podría aliviar los síntomas de estrés, ansiedad y dolor crónico.

APRENDE A HACER RESPIRACIONES PROFUNDAS

Restaurar el equilibrio mental y físico mediante la concentración en la respiración es una técnica simple pero efectiva. Al tomar algunas respiraciones lentas y profundas, puede aumentar potencialmente su enfoque en el aquí y el ahora, reducir el ritmo cardíaco y la presión arterial, y disminuir los efectos de la reacción de estrés de "lucha o huida". Cierra los ojos, inhala lo suficientemente profundo como para llenar el diafragma y luego exhala lentamente unas cuantas veces más. Estarás más tranquilo y en sintonía con tu entorno, pero también más preparado para responder a cualquier amenaza potencial.

MANTENER UNA DIETA EQUILIBRADA

Si desea mantener una buena salud mental y física , debe cuidar su cuerpo de adentro hacia afuera, y eso incluye comer bien. Es importante comer alimentos nutritivos y hacerlo de manera consciente. Los dietistas aconsejan comer alimentos frescos, recién preparados y de colores variados, y evitar los alimentos enlatados, congelados, cocinados en el microondas o demasiado procesados, además de incluir los seis sabores básicos (dulce, salado, agrio, picante, amargo, y astringente) en cada comida.

EVITE LA DESHIDRATACIÓN MANTENIENDO UNA INGESTA ADECUADA DE LÍQUIDOS

Dependiendo de nuestro peso, el agua puede representar hasta el 60% de nuestro cuerpo. Todas y cada una de las células, tejidos y órganos de su cuerpo no pueden hacer su trabajo sin estar adecuadamente hidratados. Se han observado dolores de cabeza, cansancio y otros síntomas de deshidratación en estudios científicos. Por lo tanto, es esencial beber agua con regularidad sin importar cuán ocupados estemos, y esto es cierto incluso cuando estamos en movimiento.

DESCANSA MUCHO

Para mantener la salud y el vigor, una buena noche de sueño es crucial. El sueño inadecuado se ha relacionado con cambios de humor y energía, un sistema inmunológico debilitado y una serie de otros resultados negativos para la salud. Un adulto necesita ocho horas de sueño por noche, y conciliar el sueño rápido sin la ayuda de drogas o alcohol es esencial si desea aprovechar al máximo esas horas. Usted sabe que tuvo un sueño de calidad cuando se despierta sintiéndose renovado, revitalizado y lleno de vida.

EL TIEMPO PASADO EN LA NATURALEZA ES TIEMPO BIEN EMPLEADO

Se ha demostrado que pasar al menos 120 minutos a la semana al aire libre tiene efectos positivos en la salud mental y física . La terapia natural es una excelente manera de limpiar la cabeza y relajar los sentidos. En pocas palabras, estar al aire libre te hace sentir más integrado con el mundo real. Tomar aire al aire libre es bueno para la salud y la longevidad sin importar el clima.

HAZ ALGÚN TIPO DE ENTRENAMIENTO REGULAR

Hacer ejercicio regularmente tiene enormes efectos positivos en tu cuerpo y mente. La actividad física no solo mantiene un cuerpo saludable, fuerte y joven, sino que también mejora las capacidades cognitivas del cerebro y fomenta un estado de emoción positiva. La actividad cardiovascular, el entrenamiento de fuerza y el estiramiento son los tres pilares de una rutina de ejercicios completa. Si desea aumentar su energía física y mental, intente hacer ejercicio durante al menos 20 a 30 minutos todos los días.

HAZ UN POCO DE YOGA

Las asanas (posturas físicas) y pranayama (técnicas de respiración) son la base del yoga, una práctica ancestral y suprema de cuerpo y mente. Sus características pacíficas, relajantes y tranquilas ayudan a su mente a reconectarse con las sensaciones físicas de su cuerpo a medida que alarga y fortalece sus músculos, mejora su equilibrio y amplía su rango de movimiento.

REFRESCARSE CON ALGUNA ACTIVIDAD FÍSICA DURANTE LOS DESCANSOS

Tomar descansos que involucren actividad física es otro gran método para salir de tu cabeza y volver a tu cuerpo. Trate de levantarse y moverse cada hora para ayudar a que su cuerpo no se sienta lento. Retirarse de una situación estresante puede ayudar a su cerebro a encontrar una respuesta más viable.

ABANDONA LOS MALOS SENTIMIENTOS

Los sentimientos no resueltos de dolor, decepción o ira pueden ser extremadamente dañinos para la mente y el cuerpo, y pueden estar impidiendo que alcances tu máximo potencial sin siquiera reconocerlo. Pregúntate qué hiciste en el pasado que ya no te sirve emocional o mentalmente. Piense en lo mucho mejor que será su vida cuando haya lidiado con ellos, y luego dígase a sí mismo que realmente lo está haciendo esta vez.

APROVECHA EL DÍA

Perfeccione su capacidad de sentirse bien adoptando estados mentales positivos como la satisfacción, el placer, el amor y la gratitud. Si desea tener más tiempo para la espontaneidad y el disfrute aquí y ahora, es una buena idea evaluar regularmente sus actividades laborales, domésticas, sociales y en línea para ver qué se puede reducir o acortar.

RÍE TU CORAZÓN

Las investigaciones han demostrado que la risa puede tener efectos positivos en la salud al disminuir la generación de hormonas del estrés en el cuerpo y aumentar la resistencia del sistema inmunitario. La risa mejora instantáneamente nuestro estado de ánimo al estimular nuestro corazón, pulmones y músculos. Trate de encontrar algo divertido para ver una vez al día para que pueda soltar una buena carcajada.

MUESTRA GRATITUD

Practicar la gratitud es como hacer yoga para tu cerebro. Además de hacerte más feliz y menos deprimido, también estimula tu cerebro para que libere endorfinas, que tienen una gran cantidad de efectos beneficiosos en tu cuerpo y mente. Si quieres sentirte más realizado en la vida, menos materialista y más conectado espiritualmente, intenta practicar el arte de la gratitud.

PRESERVA UN DIARIO

Una de las mejores maneras de lidiar con el estrés de la vida diaria es llevar un diario. Escribir las cosas te ayuda a sacarlas de tu cabeza y reduce la ansiedad para que puedas abordar el asunto de manera más racional. Llevar un cuaderno de gratitud es otra actividad común. Tomarse el tiempo para reflexionar sobre las bendiciones en su vida y registrarlas en papel puede tener un efecto muy positivo en su salud mental y emocional .

REDUCE TU TIEMPO DE PANTALLA

La tecnología como los teléfonos inteligentes, las redes sociales y la televisión pueden ser una gran pérdida de tiempo y causar una sensación de alienación de inmediato. Para estar más presente y vivir una vida más rica e involucrada, es crucial aprender a apagar los dispositivos. Comienza con una desintoxicación digital diaria de 20 a 30 minutos y avanza hasta una tarde o incluso un fin de semana. Se ha demostrado que desconectar los dispositivos electrónicos al menos una hora antes de acostarse mejora la calidad del sueño.

PARTICIPE EN INTERACCIONES CONMOVEDORAS

Nuestra salud emocional y física está profundamente influenciada por la calidad de las relaciones que mantenemos. Tener amigos y familiares a su lado ayuda a aliviar los sentimientos de aislamiento, brinda buenos consejos en tiempos de crisis y lo alienta a trabajar en tiempos difíciles. Pasar tiempo con ellos puede ser una distracción bienvenida de sus preocupaciones.

ASEGÚRESE DE QUE ESTÁ SENTADO O DE PIE CORRECTAMENTE VERTICAL

Se ha demostrado científicamente que nuestras posturas corporales afectan nuestras emociones, no solo las reflejan. Dar un aire de confianza puede ser tan simple como pararse derecho y mantener la cabeza en alto. También es importante prestar atención a las expresiones faciales de alguien, ya que el cerebro las interpreta como señales emocionales. La sonrisa es una técnica que, cuando se practica, puede conducir a un aumento de las emociones positivas.

APRECIA LOS DONES DE TUS SENTIDOS

Las demandas de la vida diaria pueden hacer que descuidemos nuestras habilidades innatas para percibir el mundo que nos rodea a través de nuestros sentidos de la vista, el oído, el gusto y el tacto. Sin embargo, no se necesita mucho trabajo para interactuar con ellos y volver a centrarte en tu yo físico. Si se encuentra anhelando estas emociones en medio de su jornada laboral, puede ser útil tener una botella de aceite esencial en su escritorio o colocar una manta cómoda sobre su silla. Incluso en sus días más ocupados, tómese unos minutos para sentarse y saborear su comida. Considere recibir un masaje cuando llegue a casa del trabajo para relajarse, aumentar el flujo sanguíneo y calmarse.

DISFRUTA DE ALGUNAS CANCIONES

La música es un medio maravilloso y placentero para reencontrarse con los sentidos del cuerpo. Cantar o bailar al ritmo de su melodía favorita puede ayudar a liberar los sentimientos negativos que lo han estado agobiando. Puede hacerse cargo de su estado de ánimo, mejorar su disposición y ganar confianza y motivación al escuchar música que refleje la energía que desea experimentar.

TOMARSE EN SERIO ACERCA DE UNA BÚSQUEDA CREATIVA

Puedes entrar en un estado mental contemplativo participando en actividades artísticas como pintar, esculpir, tocar un instrumento o incluso cocinar. Se ha demostrado que tales actividades alivian la tensión y la ansiedad, así como ayudan en la resolución de disputas tanto internas como externas. Aprender e intentar cosas nuevas es como ejercitar el cerebro; aumenta tu entusiasmo por la vida y tu sentido de orgullo en ti mismo.

LA BASE NEUROQUÍMICA DE LA CONCIENCIA

Si bien hay mucho sobre el vínculo mente-cuerpo que aún se desconoce, los investigadores están comenzando a descubrir cómo funciona realmente esta relación. Según la Dra. Jennifer Weinberg, MD, MPH, MBE, especialista en salud preventiva y estilo de vida , el cerebro es el "hardware" que nos da acceso a la variedad de estados mentales a los que nos referimos como "mente".

Las hormonas y los neurotransmisores son solo dos ejemplos de mensajeros químicos y físicos que facilitan la comunicación. De hecho, los científicos han mapeado las vías neurológicas que envían señales desde el cerebro a la médula suprarrenal durante momentos de estrés. Estos resultados arrojan luz sobre cómo los estados emocionales como el estrés y la desesperación pueden afectar los procesos corporales.

CONDICIÓN FÍSICA Y ESTRÉS

Se ha demostrado que las emociones estresantes reducen la inmunidad al influir en el funcionamiento de las células sanguíneas del cuerpo. La ansiedad reduce la capacidad del sistema inmunitario para combatir infecciones y tumores, según un estudio. Los sistemas inmunológicos de las personas se vuelven menos sensibles a las vacunas y sus heridas tardan más en sanar cuando están bajo estrés. Además, se ha demostrado que la TCC y otras formas de terapia de conversación mejoran la función celular y, por extensión, la capacidad del sistema inmunitario para combatir enfermedades.

El efecto del vínculo mente-cuerpo en un grupo de personas que habían sobrevivido previamente al cáncer de mama fue objeto de un estudio innovador. Algunas de las personas en el estudio pudieron reducir sus niveles de estrés participando en la meditación consciente o yendo a un grupo de apoyo. Comparativamente, los que no hicieron nada sirvieron como grupo de control.

Se descubrió que los complejos de proteínas en los extremos de los cromosomas (telómeros) eran mucho más largos en los grupos de meditación y de apoyo en comparación con el grupo de control. La enfermedad está relacionada con telómeros acortados, mientras que los telómeros más largos ofrecen protección contra la enfermedad.

LA RELACIÓN ENTRE LA DIETA Y LA SALUD MENTAL Y FÍSICA

El vínculo mente-cuerpo está profundamente influenciado por los hábitos alimenticios.

Lo que pones en tu cuerpo tiene un efecto inmediato y directo en tu estado de ánimo. Los efectos destructivos del uso indebido de drogas son algo que puede considerar. El abuso de sustancias puede dañar tanto la mente como el cuerpo. Puede acelerar el proceso de recuperación comiendo bien y manteniéndose sobrio.

Cuando intenta recuperarse de una adicción, una dieta nutritiva puede ayudarlo a sanar tanto física como mentalmente mientras evita una recaída.

Tendrás más energía y mejor estado de ánimo después de comer algo que sea bueno para tu cerebro y tu cuerpo. Considere cómo se sentiría después de consumir mucha azúcar. Podrías tener un alto al principio, seguido de un mínimo después.

Comer comida chatarra puede hacerte sentir terrible, pero no tanto como te sentirías después de comer una comida decente. Al superar la salud mental o la adicción, una nutrición adecuada puede proporcionar la vitalidad, la energía y los minerales que su cuerpo necesita para sanar.

Los alimentos que comemos tienen un efecto directo en la química de nuestro cerebro y el bienestar general. Los alimentos que comemos pueden ayudarnos a evitar o incluso superar problemas con nuestra salud mental . El ensayo SMILES y otros estudios demostraron que los alimentos que comemos pueden afectar cómo nos sentimos. Algunos nutrientes, en particular, se han relacionado con mejoras notables en la salud psicológica.

El vínculo mente-cuerpo también se refleja en el diálogo bidireccional entre el cerebro y el sistema digestivo. Una de las principales hormonas que controlan el estado de ánimo y las emociones es la serotonina, y alrededor del 95 % se crea en el tracto digestivo. Este sistema nervioso entérico (relacionado con el intestino), a veces conocido como el "segundo cerebro" o el "cerebro del vientre", se compone de aproximadamente 100 millones de vainas de neuronas enterradas en las paredes del intestino. Más importante aún, el sistema digestivo es el conducto principal para la transferencia de información a la corteza cerebral.

La disminución de las tasas de ansiedad y depresión se ha relacionado con un microbioma más diversificado y saludable , según los autores del estudio. Además, la evidencia de la investigación tanto en animales como en humanos muestra que la introducción de bacterias beneficiosas en el estómago puede influir drásticamente en el estado de ánimo y la regulación emocional.

Capítulo 2

ACTITUDES MENTALES AGRESIVAS

Pero tener una actitud mental positiva implica algo más que simplemente no darse por vencido. El verdadero poder de la mente proviene de una combinación de conciencia, atención y resiliencia. Un estado de ánimo positivo es lo que te mantiene concentrado en tus objetivos en lugar de detenerte en los contratiempos. Lo que necesita aprender es que los reveses son temporales y no tienen por qué descarrilar su progreso hacia el logro. Le impide tomar decisiones que lo llevarían a hacerse daño.

¿Cómo, entonces, puedes entrenar tu mente para que pueda competir con la de los mejores atletas del planeta? Recoges y comienzas a usar las mismas rutinas que ellos . Para ayudarlo a cultivar una mentalidad ganadora similar, hemos recopilado diez hábitos de personas realmente exitosas.

APROVECHAN EL POTENCIAL DEL PENSAMIENTO

En la reciente conferencia Human Gathering en Los Ángeles, tuve el placer de conocer a Randy Jackson, el ex presentador de American Idol y un destacado líder empresarial en la industria de la música. Artistas como David Bowie y Madonna, dijo, tenían una mentalidad que los llevó a una fe insaciable en su propio logro futuro. Incluso antes de alcanzar la fama y la fortuna, se comportaron como si fuera inevitable.

Esta es una ilustración perfecta de la forma en que las personas exitosas usan el potencial de la intención para formar convicciones subyacentes sobre los resultados que buscan. Una vez que están satisfechos, lo materializan. Puedes aprender a canalizar esta energía meditando en la siguiente colección de mantras, que han demostrado ser efectivos para crear una mentalidad ganadora.

AGENDAN EN TIEMPO DE CONTEMPLACIÓN

Si bien las personas exitosas tienen horarios completos, no pasan todo el tiempo con la cabeza gacha. Además, reconocen el valor del pensamiento y la contemplación. Regularmente evalúan su trabajo y dan a sus pensamientos el respiro que necesitan para idear conceptos novedosos o aprovechar posibilidades inesperadas.

DESCUBREN CÓMO COMBATIR SUS PROPIAS IDEAS DEPRIMENTES

Los triunfadores más altos son aquellos que reconocen los patrones destructivos de pensamiento que plagan a la mayoría de las personas y han desarrollado estrategias efectivas para superarlos. En lugar de tratar de sacar los pensamientos desagradables de sus cabezas, reconocen que son solo eso: pensamientos. Evitan involucrarse emocionalmente, lo que les permite ver situaciones familiares desde nuevas perspectivas. El paso final es sustituir un pensamiento más beneficioso por uno negativo.

DESCONOCEN A SUS DETRACTORES

Siempre habrá detractores cuando busques el gusto. Nadie que quiera tener éxito permite que la negatividad o las opiniones de los demás empañen sus aspiraciones o sentido de autoestima.

SE SIENTAN EN TRANQUILA CONTEMPLACIÓN

Como una forma de autoconciencia, la meditación te ayuda a aquietar tu mente y sintonizarte con tus experiencias internas. Aunque hay muchas formas diferentes de meditar y muchas herramientas diferentes disponibles, el resultado final es el mismo: una comprensión más profunda de quién es usted y una línea de base reducida de estrés y ansiedad. Las personas exitosas se dan cuenta de que el silencio es la mejor manera de despejar sus mentes de tensiones y distracciones y permitir que las ideas creativas fluyan libremente en la dirección deseada.

EN ESTE CONTEXTO COLABORAN CON FORMADORES

Los que están en la cima de su juego a menudo trabajan con entrenadores para ayudarlos a mantener una concentración similar a un láser, responsabilizarlos y pulir sus habilidades. Reconocen que trabajar con un entrenador es esencial para desarrollar sus habilidades y potencial.

AMPLIANDO CONTINUAMENTE SUS CONOCIMIENTOS

Los triunfadores asombrosos tienden a compartir una pasión por la lectura y la educación. Las personas que llegan lejos en la vida tienden a devorar libros. Entienden que la base de una mentalidad de crecimiento es la sed de conocimiento. Si eres un emprendedor, consulta esta lista de lectura.

SUS OBJETIVOS ESTÁN CRISTALIZADOS

Aquellos que tienen éxito en la vida son capaces de articular sus deseos. Establecen objetivos alcanzables y detallados y los ponen por escrito. Poner los pensamientos en papel les da más peso y sustancia. Además, muchas personas prósperas utilizan los tableros de visión como un medio para recordarse constantemente sus objetivos.

SE MANTIENEN ACTIVOS HACIENDO EJERCICIO

Aunque todos somos conscientes de los beneficios para la salud asociados con la actividad física, rara vez la convertimos en una prioridad principal. Las personas extremadamente exitosas entienden el vínculo entre la aptitud mental y física y el avance profesional. Los desafíos mentales y físicos que enfrentará en su camino hacia la grandeza serán más fáciles de soportar si está en buena forma.

LOS DOS SE LO PASÓ BIEN Y SE RÍE

La risa es una excelente manera de liberarse de la tensión y las emociones negativas, ya que desencadena la liberación de endorfinas, la hormona del cerebro para "sentirse bien". Las emociones positivas y el aumento de la producción son comunes entre quienes se ríen con frecuencia. Ponga un poco de humor en su día, incluso si son solo cinco minutos.

Los altibajos de iniciar y administrar su propio negocio son mucho más manejables si tiene una base mental sólida. Cuando sus facultades están bajas debido al agotamiento, el miedo o el pánico, es más probable que tome malas decisiones. Incorpora estas prácticas a tu vida para fortalecer tu mente e impulsarte en tu búsqueda de la felicidad y el éxito.

ALTERA TU MARCO DE PENSAMIENTO

Su estado de ánimo puede tener un gran impacto en la forma en que maneja cualquier escenario dado y los resultados que logra. Su entrenamiento, profesión, negocios y felicidad general pueden beneficiarse enormemente al ajustar su marco de pensamiento. Un estado de ánimo negativo es fácil de adoptar y difícil de abandonar. Una vez que no esté en el estado de ánimo adecuado, notará que las cosas no parecen salir como usted quiere. Esto se debe a que te estás enfocando en los aspectos negativos en lugar de los positivos.

Las mejores oportunidades educativas pueden alterar nuestra percepción de quiénes somos, cómo nos relacionamos con los demás y cuál es nuestro lugar en el mundo. El aprendizaje, la adquisición de experiencia, las interacciones sociales, el crecimiento personal y los logros profesionales y personales son solo algunas de las esferas de la vida que pueden verse influenciadas por la forma de pensar de uno. Por lo tanto, ya sea que su objetivo sea tener éxito en el negocio del fitness, avanzar en su trabajo o lograr algo completamente diferente, la clave es desarrollar una actitud mental más positiva. Bueno, ¿cómo logras eso exactamente? Bueno, siga leyendo para obtener algunos consejos fantásticos sobre cómo ajustar su estado de ánimo:

CRECE DE TUS ERRORES

Los errores son inevitables; así es la vida. Lo que separa a los exitosos de los fracasados es que los primeros aprenden de sus errores mientras que los segundos les permiten arrastrarlos hacia arriba. Toma las experiencias negativas que has tenido y conviértelas en oportunidades de aprendizaje. No mires este revés como un fracaso, sino como una oportunidad para desarrollarte y mejorar. No funcionó esta vez, pero aprendiste de tus errores y abordarás el problema de manera diferente la próxima vez.

ENFOQUE EN LAS PEQUEÑAS COSAS

Es fácil establecer objetivos poco realistas para uno mismo y juzgar el progreso de uno en el sector del fitness cuando uno recién está comenzando. Es fácil perder de vista su progreso hacia el éxito si continúa enfocándose en el hecho de que aún no ha logrado todo lo que se propuso hacer. Esfuércese por establecer metas frecuentes y menores, y recompénsese cuando las alcance.

EJERCER ALGO DE FIABILIDAD

Para mantener un estado de ánimo positivo, es importante poder adaptarse cuando las cosas no salen según lo planeado. Como dice el refrán, "la vida no siempre sale como uno quiere, pero esa es solo una lección de la que puede aprender". Si mantiene una mente abierta y se adapta a los giros y vueltas inevitables de la vida, así como a los contratiempos inevitables, puede evitar sentirse derrotado y, en cambio, encontrar la fuerza para perseverar. Siempre tenga en cuenta que mañana es un nuevo comienzo, así que si hoy no salió según lo planeado, ¡haga de mañana su día!

GANA MOTIVACIÓN

El pensamiento aspiracional es el resultado de estar inspirado. Participa en un ritual diario que sirve para renovar tu espíritu. Puede ser cualquier cosa, desde una reunión con personas de ideas afines hasta ver una conferencia motivacional en línea. La clave es buscarla activamente, porque la inspiración está en todas partes.

TOMA UNOS MOMENTOS PARA TI PARA RELAJARTE Y REFLEXIONAR

Todos los días, tómate unos minutos para relajarte y recargar energías pasando tiempo a solas. A algunas personas les gusta ser las primeras en levantarse de la cama por la mañana, mientras que otras prefieren la paz y la tranquilidad de las horas de la noche. Tómese unos minutos para usted siempre que pueda, incluso si está extremadamente ocupado, y vaya a un lugar tranquilo. El simple hecho de tomarse cinco o diez minutos para usted varias veces al día puede hacer maravillas para su salud mental , especialmente si comienza a sentirse frustrado, abrumado, triste o furioso.

Cuando tengas un tiempo a solas, prueba algunos ejercicios de respiración profunda mientras piensas en algo o en algún lugar que te calme y te tranquilice. Si te encuentras pensando en algo negativo, simplemente sácalo de tu mente y reemplázalo con algo positivo. Al final, tendrá una sensación de paz y relajación que lo ayudará a enfrentar los desafíos que se avecinan con una perspectiva más optimista.

HONRA LO QUE TIENES MOSTRANDO GRATITUD

Centrarse en los aspectos positivos de su vida puede ser un desafío si está lidiando con el estrés en el trabajo, la escuela o el hogar. Cuando las cosas no salen según lo planeado o se siente incomprendido e ignorado, es tentador revolcarse en la autocompasión y concentrarse en lo que no tiene. Incluso podría comenzar a preguntarse por qué tiene que pasar por esto, pero no cambiará nada.

Si te encuentras viviendo en lo negativo, trata de redirigir tu atención a los muchos aspectos maravillosos de tu vida. Si goza de buena salud, tiene una red de apoyo de amigos y familiares, vive en una casa cómoda y tiene una carrera gratificante, tiene mucho por lo que estar agradecido. Incluso podría beneficiarse de tener un pequeño bloc de notas con usted en todo momento para anotar sus pensamientos de gratitud a medida que se le presenten. Es muy probable que, con el tiempo, compile una lista larga que le sirva para poner las cosas en perspectiva y levantarle el ánimo de inmediato.

Todos los días, anota tres cosas por las que estás agradecido. No tendrá que dedicar mucho tiempo a esta sencilla actividad de agradecimiento. Es un enfoque simple para entrar en una rutina de gratitud diaria, que muchos aprecian.

PARTICIPA EN UN DIÁLOGO GRATIFICANTE

¿Alguna vez has notado lo animado que te vuelves cuando hablas de temas que realmente te fascinan? A medida que el entusiasmo se apodera de usted, siente una oleada de alegría y su ritmo cardíaco aumenta un poco. Es una gran emoción que te hace creer que puedes lograr cualquier meta que te propongas.

Es por eso que mejorar el estado de ánimo de uno puede ser tan simple como entablar una conversación con alguien que conoce, ya sea un miembro de la familia, un compañero de trabajo o incluso un extraño agradable. Cada vez que entablas una conversación sobre temas que te traen alegría, no puedes evitar sentirte mejor. Su perspectiva de la vida mejora y, como resultado, también lo hace su disposición general.

PON UNA CARA FELIZ Y AYUDA A ALGUIEN A SALIR

Una disposición alegre puede levantar el ánimo de los que te rodean, así como el tuyo propio. Cuando sonríes, inmediatamente mejoras tu estado de ánimo y el de los que te rodean. Las cosas menores que normalmente pueden arruinar tu día se vuelven menos notorias. Da a los demás si parece que no puedes hacerte feliz. Este simple acto de bondad, como abrirle la puerta a alguien, nunca deja de poner una sonrisa en tu rostro.

Sonreír es contagioso y puede ayudarlo a conocer personas nuevas y fascinantes porque las personas aprecian estar cerca de personas positivas y accesibles. Es posible que esto te lleve a un mundo completamente nuevo de posibilidades increíbles y aventuras inspiradoras. Entonces, cuando sienta que se está desesperando, deténgase, respire profundamente, force una sonrisa en su rostro y haga un esfuerzo por hacer algo amable por otra persona. Eventualmente, sentirás las buenas vibraciones que emanan de todas las direcciones.

TEN CUIDADO CON TU ELECCIÓN DE PALABRAS

El estado de ánimo de una persona se puede inferir no solo de la forma en que piensa, sino también de las palabras que elige usar. ¿Con qué frecuencia te dices a ti mismo que no puedes lograr nada o que el día está destinado a ser malo? La energía dispositiva es generada por el habla negativa. Cuanto más los uses, más mala suerte atraerás. Si te dices a ti mismo que vas a tener un mal día, es más probable que realmente experimentes un mal día.

Para atraer energía positiva y acercarte a tus objetivos, reemplaza el lenguaje negativo con expresiones más optimistas. Dígase a sí mismo que hoy va a ser grandioso y que está preparado para cualquier desafío que pueda enfrentar. Puede aumentar su confianza, vitalidad y entusiasmo por la vida rodeándose de palabras edificantes.

MANTENER UNA PERSPECTIVA NEUTRA

Si cree que tiene un potencial limitado, nunca alcanzará todo su potencial. Estás limitando tu potencial al negarte a considerar nuevas opciones. Es comprensible si comienza a cuestionar el valor de sus esfuerzos cuando se enfrenta a resultados potenciales tan limitados. La depresión y la ansiedad son resultados inevitables.

La buena noticia es que puede cambiar de inmediato su perspectiva adoptando una postura más abierta. Te anima a creer en ti mismo y perseguir metas elevadas para que puedas desarrollarte intelectual y personalmente. Tendrá el impulso para hacer los ajustes que mejorarán cada faceta de su vida.

Utilice una o más de las estrategias anteriores para fortalecer su estado de ánimo al enfrentarse a la adversidad y los entornos tóxicos que fomentan el pensamiento negativo. Puede vivir una vida más feliz y productiva adoptando una perspectiva positiva de la vida y trabajando arduamente para desarrollar todo su potencial en todo lo que hace.

Si quieres hacerte cargo de tu vida, debes hacerte cargo de tus pensamientos. En lugar de dejar pasar la vida pasivamente, puedes decidir activamente cómo quieres vivir y qué quieres lograr. Cada vez que sienta que una nube de pesimismo se asienta en su mente, deje de hacer lo que esté haciendo y dedique unos minutos a pensar positivamente. Aumentará tu confianza y te animará a seguir adelante.

Capítulo 3

CONSIDERA TU BIENESTAR FÍSICO Y MENTAL

Estar físicamente sano es poseer un físico robusto, capaz y libre de enfermedades. Tener una mente robusta, capaz y libre de enfermedades es a lo que nos referimos cuando hablamos de salud mental .

OPTIMISMO Y ARTES SANADORAS

La conexión mente-cuerpo es mucho más poderosa de lo que la persona promedio cree; nuestras emociones están directamente ligadas a cómo vemos el mundo que nos rodea. Incluso cuando tratamos de imaginar lo que podría suceder en el futuro, nuestros cuerpos ya están reaccionando al pensamiento.

Piensa en lo que harás si alguien te interrumpe y casi causa un accidente la próxima vez que suceda. Incluso si su reunión solo dura una fracción de segundo, su cuerpo ha comenzado a prepararse para el peor de los casos creando una oleada de adrenalina. Una de esas reacciones corporales es la descarga de adrenalina. Desde cambios en la presión arterial y la frecuencia cardíaca hasta cambios en la química del cerebro, la mente humana puede provocar estas y otras respuestas fisiológicas simplemente pensando en ello. En forma aguda, estos cambios pueden no ser peligrosos para su salud , pero podrían tener consecuencias nefastas más adelante.

De vez en cuando, recordamos una decisión y nos preguntamos cómo llegamos a tomarla. Podría ser tan simple como tomar la decisión de comer una hamburguesa con queso cuando había planeado comer más sano. Las consecuencias de las acciones de uno se magnifican cuando hay más en juego, como cuando uno coquetea con un compañero de trabajo casado. Para aprender más sobre el cerebro humano y cómo funciona...

Muchas de nuestras acciones y elecciones pasadas plantean dudas cuando se ven en retrospectiva. La decisión más pequeña, como optar por una hamburguesa con queso cuando te prometiste que comerías más sano, puede tener el mayor impacto. Por ejemplo, coquetear con un compañero de trabajo casado puede tener graves consecuencias.

Para comprender completamente cómo nuestros pensamientos afectan nuestra vida diaria, primero se debe reconocer la intrincada red de conexiones que conforma nuestra sociedad. Un desglose más detallado de estas variables incluye lo siguiente.

PENSAMIENTOS

Tenemos pensamientos porque el cerebro recibe y procesa información. La mente actúa como punto de control para el mecanismo de procesamiento de la computadora. Nos enfocamos en la información que considera más crucial. Existe el riesgo de que estas nociones se endurezcan en convicciones firmes, que a su vez moldearán nuestros sentimientos.

Solo considera la hamburguesa con queso. Tal vez estabas pensando: "Me muero de hambre" o "Tuve un día tan difícil que merezco un regalo".

SENTIMIENTOS

Los sentimientos de una persona son el resultado final de sus propios pensamientos y acciones. Muestran cuán comprometidos estamos en una actividad determinada. Los seres humanos son la fuente de ellos debido a la riqueza de la experiencia y las muchas perspectivas que traemos a la mesa.

Aquí es donde las cosas pueden ponerse complicadas: incluso una declaración tan simple como "Tengo hambre" puede estar cargada de connotaciones emocionales que tienen poco que ver con el hambre real. Es fácil asociar las palabras "Tengo hambre" con una amplia gama de emociones negativas, desde el estrés en el trabajo hasta la ira después de una discusión y la desesperación después de escuchar malas noticias.

COMPORTAMIENTOS

Las condiciones mentales y emocionales de un individuo se reflejan en su conducta. Nuestras mentes nos convencen de que realizar alguna acción es lo mejor para nosotros siempre que lo hagamos como reacción a algo.

Como resultado, si tiene hambre y también se siente triste, estresado, etc., podría determinar que comer una hamburguesa con queso es la mejor solución.

Existe una conexión clara y fuerte entre estas tres categorías únicas.

Cuando realmente nos damos cuenta de cuán poderosos son nuestros pensamientos, vemos cómo impregnan cada faceta de nuestras vidas. Nos hacen sentir y actuar de cierta manera. Todo, desde nuestro estado de ánimo hasta nuestras acciones, está influenciado por nuestras imágenes mentales de la situación.

Si a menudo te arrepientes de cómo respondiste, llevar un diario puede ayudarte. ¿Cómo es tu monólogo interno? ¿Cómo te sientes contigo mismo, con las otras personas involucradas y con la situación en su conjunto ?

CÓMO CAMBIAR TU MENTALIDAD Y SER MÁS POSITIVO

¿Estás constantemente pensando negativamente? No se está ayudando a sí mismo si su monólogo interior suele criticar a los demás y, por extensión, a usted mismo. El psicólogo Scott Bea, PsyD., analiza la prevalencia de patrones de pensamiento pesimistas y ofrece consejos para cambiar a una visión del mundo más optimista.

¿PUEDE NOMBRAR ALGUNO DE LOS PROBLEMAS QUE CAUSA UNA PERSPECTIVA NEGATIVA?

Sentirse deprimido por la vida, por uno mismo y por el futuro es un resultado directo de insistir en lo negativo. Es un factor que te hace sentir mal contigo mismo. Te hace sentir impotente e inútil.

Los expertos en psicología han encontrado una conexión entre los pensamientos pesimistas y los problemas de salud mental como la depresión, la ansiedad y el TOC. La gran mayoría de las personas luchan con esto, incluidas aquellas que son optimistas por naturaleza.

Esto se debe a la estructura inherente de los cerebros humanos. La amígdala y el resto del sistema límbico de nuestro cerebro están configurados para detectar el peligro y tomar las medidas adecuadas para garantizar nuestra supervivencia. La sabana podría haber sido pintoresca en un día soleado en tiempos prehistóricos, pero estábamos condicionados a reconocer la amenaza que representaba un depredador cercano.

Las mismas regiones del cerebro ahora están involucradas incluso cuando el peligro real es bajo. Hoy en día, tenemos que lidiar con más peligros mentales, como preocupaciones sobre el dinero, las relaciones y el progreso profesional. Tienen el potencial de aumentar nuestro ritmo cardíaco. Tanto es así que solo pensar en ir a la oficina el lunes nos hace flipar un domingo

La respuesta es sí, es posible desarrollar el hábito de pensar negativamente.

Absolutamente. A través de la repetición, aprendemos a preocuparnos más efectivamente. La tranquilidad ritualizada es lo que mantiene a raya la preocupación. Para calmarnos, imaginamos los peores escenarios y luego planificamos cómo superarlos.

Sin embargo, la confianza es como el café en que sus efectos desaparecen rápidamente. Si está usando café para mantenerse despierto, sepa que cuanto más beba, más cansado se sentirá con el tiempo. Las personas que dicen cosas como "Cuanto mayor me hago, más me preocupo", probablemente han estado practicando esas palabras.

Incluso si tratamos de predecir todos los posibles resultados de la historia, solo terminará de una manera. Hay un 94% de posibilidades de que nuestros peores temores nunca se hagan realidad. A menudo, las cosas que realmente ocurren son completamente inesperadas.

Los medios de comunicación constantemente nos inyectan pesimismo al enfocarse casi exclusivamente en historias trágicas. Que estamos más interesados en hacer el mal que en hacer el bien es algo que han observado.

¿ES POSIBLE ALTERAR LOS PROCESOS MENTALES?

En lugar de alterar sus procesos cognitivos, debe cambiar su perspectiva y respuesta a sus pensamientos. Alrededor de 50,000 pensamientos, imágenes e ideas aleatorias surgen en nuestras cabezas todos los días. Estos pensamientos, ya sean agradables o malos, se imponen en nuestra conciencia. Es más probable que las declaraciones negativas permanezcan en nuestras mentes.

Aprender a observar tus ideas en lugar de participar en ellas es algo que aconsejaría. La atención plena es una técnica que puede ayudarte a dejar de pensar por un tiempo.

Por ejemplo

Tómese de cinco a diez segundos para concentrarse en su respiración o su pisada.

Toma nota de todo lo que te distraiga de enfocarte en ellos.

Luego, vuelve a centrar tu atención en tu respiración o tus pasos.

Si te encuentras pensando en algo terrible, recuerda traer tu atención de vuelta al aquí y ahora. Describe lo que tus sentidos te están revelando en este momento.

Practicar la atención plena también nos ayuda a conectar una brújula moral. Lo que está funcionando aquí y ahora se puede observar sistemáticamente. En cada individuo que conocemos, hay un rasgo positivo que podemos observar. La idoneidad se puede ver mejor cuando se acompaña de palabras de elogio.

Un cuaderno de acción de gracias puede ayudarnos a centrarnos en los resultados positivos. Lo mejor es hacer esto justo antes de acostarse para obtener el máximo efecto.

¿PUEDES ALTERAR FÍSICAMENTE TU CEREBRO PENSANDO POSITIVAMENTE?

Ahora sabemos que la química del cerebro de una persona puede alterarse a través de un esfuerzo deliberado para modificar sus hábitos. Debido a lo profundamente arraigados que están los hábitos en el cerebro, reemplazarlos por otros mejores es un desafío.

Lo contrario es cierto con los nuevos hábitos, que tienden a incrustarse y casi inconscientes después del uso repetido. Al principio, podríamos luchar contra una rutina de ejercicios, pero eventualmente, se convierte en una segunda naturaleza. Podemos aplicar este mismo principio a nuestra relación con nuestros pensamientos intentando establecer nuevas rutinas.

Por esta razón, la atención plena se emplea cada vez más en el tratamiento de afecciones como la ansiedad social, el trastorno obsesivo-compulsivo y la depresión. La atención plena nos enseña a estar contentos con nuestras circunstancias en lugar de buscar constantemente formas de mejorarlas.

QUÉ CAMBIA A MEDIDA QUE ADOPTA UNA PERSPECTIVA MÁS OPTIMISTA

Cómo piensas acerca de la vida cambia cómo te sientes al respecto. El amor propio y la confianza se cultivan a través del pensamiento optimista.

Tal vez has sido bendecido con una habilidad que puede mejorar la vida de quienes te rodean. El efecto de la alabanza en los demás es profundo. En otras palabras, hace feliz a la gente. En pocas palabras, mejora nuestra salud , nuestra productividad y el estado del mundo.

Aumentar su nivel de optimismo puede ayudarlo a ver las cosas bajo una nueva luz, lo que puede conducir a un método más efectivo para hacer su trabajo. Como abogado, por ejemplo, puede encontrar que adoptar una postura más solidaria beneficia a sus clientes.

Aumentar nuestra capacidad positiva puede incluso cambiar nuestras acciones, mejorando nuestro bienestar y los resultados que vemos en nuestra vida.

CÓMO HACERTE CARGO DE TU MENTE Y DEJAR DE PERMITIR QUE TE CONTROLE

La propia mente es capaz de hacer un gran bien o un gran daño, dependiendo de cómo se emplee. Si puedes manejar tus pensamientos, puedes moldear tu comportamiento.

Lo que piensas y, por lo tanto, cómo ves el mundo, está influenciado por lo que piensas. Y es por eso que lo que ves es lo que obtienes:

En algún lugar, alrededor de 70,000 pensamientos todos los días es la norma, según me han dicho. Si no están motivados, se abusan de sí mismos y consumen recursos, eso es mucha gente.

Eres libre de dejar que tu mente divague, pero ¿por qué molestarse? ¿Hasta qué punto ha sentido la necesidad de recuperar el control de su propia mente e ideas? ¿Estaría de acuerdo en que necesita comenzar a tomar decisiones ahora?

Determina ser el que está intencionalmente, pensando activamente estas palabras. Conviértete en una persona cuya mente es su propio dueño aprendiendo a regular y dirigir sus propias ideas.

Cuando alteras tu forma de pensar, no solo alteras la forma en que te sientes, sino que también eliminas las causas de tus emociones negativas. Ambos resultados te proporcionarán más tranquilidad mental.

Recientemente se me han ocurrido varias

nociones al azar, y no son mi elección ni el resultado de mi reentrenamiento. Ahora que he aprendido a controlar mis pensamientos, mi mente está en paz. ¡Y el tuyo también!

El primer paso para recuperar el control mental es darse cuenta de que varios "okupas" no invitados se han instalado en su cerebro.

Para tomar el control y expulsarlos, primero debe comprender quiénes son y qué los impulsa.

APRENDER A PENSAR Y HABLAR POSITIVAMENTE

Piensa positivamente sin negar la realidad de las circunstancias desagradables. En pocas palabras, el pensamiento positivo implica tomar un rumbo más brillante y fructífero al enfrentar los desafíos. Anticipa los mejores resultados en lugar de los peores.

El diálogo interno suele ser el primer paso hacia el pensamiento positivo. El parloteo constante de tu propia mente se conoce como diálogo interno. Tanto los pensamientos buenos como los negativos pueden surgir automáticamente. Usas el pensamiento racional en algunos de tus diálogos internos. También es posible que tu diálogo interno esté influenciado por creencias falsas que tienes sobre ti mismo o el mundo que te rodea debido a la falta de conocimiento o la aplicación de suposiciones poco realistas.

Si tiendes a pensar en lo negativo, es más probable que tengas una actitud pesimista ante la vida. Eres optimista, o alguien que usa el pensamiento positivo, si tiendes a pensar positivamente la mayor parte del tiempo.

LOS EFECTOS FAVORABLES DEL OPTIMISMO EN LA SALUD

Los beneficios del optimismo y una perspectiva positiva sobre la salud aún se están investigando. Entre los posibles beneficios para la salud de mantener una perspectiva optimista se encuentran la longevidad prolongada

Reducción de las ocurrencias de depresión.

Angustia y dolor minimizados

Mejora de la salud y la inmunidad.

Mejoras en la salud física y mental

Mejoras en la salud del corazón y una menor probabilidad de morir por causas cardiovasculares y accidentes cerebrovasculares

Se reduce la posibilidad de morir de cáncer.

menos muertes por enfermedades respiratorias Disminución de la probabilidad de contraer y morir por infecciones capacidad superior para lidiar con la adversidad y la presión No se sabe por qué los pensadores optimistas obtienen estos beneficios para la salud. Se ha planteado la hipótesis de que una mentalidad más optimista mitiga los impactos fisiológicos negativos del estrés.

También se ha planteado la hipótesis de que las personas que son naturalmente animadas y optimistas tienden a llevar una vida más saludable en general. Reconocer procesos mentales desfavorables Preocupado de que pueda estar hablándose negativamente a sí mismo pero inseguro de la fuente. Los ejemplos de formas comunes de diálogo interno negativo incluyen.

FILTRACIÓN

Como resultado de esto, solo ves las características negativas de una situación e ignoras las favorables. Quizás tengas un día exitoso en la oficina. Terminaste todo antes de lo previsto y tu eficiencia y atención a los detalles te valieron elogios. En casa esa noche, todo lo que puedes pensar es en cómo vas a hacer aún más, y dejas que los elogios se te escapen de la mente.

personalizando. Es parte de la naturaleza humana sentirse responsable de la propia desgracia cuando ocurre. Si, por ejemplo, te enteras de que se pospuso una salida nocturna con amigos, podrías concluir que tus amigos decidieron abandonar la salida porque ya no desean pasar tiempo contigo.

Catastrofismo. Su mente salta inmediatamente al peor de los casos , aunque no tenga motivos para creer que es posible. Tener su pedido de café en el automóvil estropeado lo hace sentir que el resto de su día está condenado al fracaso.

CULPAR

Hace un intento de echar la culpa de sí mismo a otra parte. Intentas evitar asumir la responsabilidad de cómo te sientes realmente.

Una recomendación de que "deberías" tomar acción. Te castigas mentalmente por no lograr las cosas que sabes que debes hacer.

Aumentador. Tiendes a reaccionar exageradamente ante situaciones relativamente insignificantes.

perfeccionismo El fracaso es inevitable si te atienes a estándares que son imposibles de cumplir.

POLARIZADOR

Solo ves las cosas en blanco y negro. En este caso, ninguno de los lados se mueve.

Mantener una perspectiva brillante Cambiar su modo de pensar predeterminado de pesimista a optimista es algo en lo que puede entrenarse. Aunque es fácil de lograr, requerirá un poco de esfuerzo de su parte para formar este nuevo hábito. Aquí hay algunas sugerencias para adoptar una mentalidad y un estilo de vida más optimistas y optimistas.

ENCUENTRE LO QUE NECESITA SER ALTERADO

Ya sea en el trabajo, en su viaje diario al trabajo, en cambios de vida o en una relación, identificar las situaciones específicas en las que tiende a pensar negativamente es el primer paso para adoptar una perspectiva y un estilo de pensamiento más positivos. Comience eligiendo una faceta de su vida que quiera abordar de manera más optimista. Puede lidiar mejor con el estrés reemplazando los pensamientos negativos por otros más optimistas.

Pon tu cabeza en orden. Debe tomarse un momento para evaluar su estado mental a intervalos regulares durante el día. Si descubre que está obsesionado con cosas desagradables, puede ser útil reformular esos pensamientos.

Tener buen sentido del humor. Ríete o sonríete de ti mismo, incluso si estás pasando por un período difícil. Busque lo divertido en las ocurrencias comunes. Tener un buen sentido del humor ayuda a reducir la ansiedad.

ADOPTA UNA RUTINA SALUDABLE EQUILIBRADA

Apunta a entrenamientos de 30 minutos cinco días a la semana. Puede hacer esto en intervalos de 5 o 10 minutos repartidos a lo largo del día. Se ha demostrado que el ejercicio mejora el estado de ánimo y alivia el estrés. Cuida tu cuerpo y tu mente comiendo bien. No se puede exagerar la importancia de dormir lo suficiente. Así como encontrar métodos efectivos para lidiar con el estrés.

Ponte en un ambiente lleno de gente optimista. Es importante rodearse de personas optimistas y alentadoras que lo alentarán y brindarán críticas constructivas. Si está rodeado de muchas personas negativas, podría comenzar a sentirse abrumado y comenzar a dudar de su propia capacidad para lidiar con el estrés de una manera saludable.

ANÍMATE A TI MISMO

Primero, no se hable a sí mismo de una manera que no le hablaría a un amigo cercano oa un ser querido. Trátese con amabilidad y apoyo. Si se te ocurre un pensamiento negativo, haz una evaluación sobria y contrarrestalo con autoafirmaciones positivas. Considere las muchas bendiciones que ahora disfruta.

Capítulo 4

EN TÉRMINOS DE SU SALUD MENTAL Y FÍSICA

Hemos cubierto cómo el estrés puede causar estragos en su salud , pero ¿qué pasa al revés?

Nuestro bienestar mental y físico están intrínsecamente conectados. Nuestra resistencia a las enfermedades crónicas y nuestra propensión a tomar buenas decisiones se ven disminuidas por la mala salud mental y física . Cuando nuestra salud mental decae, nuestra salud física sigue atrás.

Tenga en cuenta que el estrés es una amenaza conocida para su salud . El estrés excesivo se asocia con una mayor vulnerabilidad a la depresión clínica. La felicidad de una persona cae en picado una vez que le han diagnosticado depresión. Una vez que esto ocurre, la salud física del individuo también se deteriora.

Aunque la depresión se clasifica como una enfermedad mental, puede tener consecuencias físicas.

Algunas personas con depresión experimentan una amplia gama de síntomas, incluidos los relacionados con su sexualidad, su peso, su digestión, su capacidad para recordar cosas, su capacidad para formar nuevos recuerdos y mucho más.

LA CONEXIÓN ENTRE EL BIENESTAR PSICOLÓGICO Y FISIOLÓGICO

La salud mental tiene efectos muy sustanciales y de gran alcance sobre la salud física, al igual que el bienestar. Cuando estás mentalmente sano, es más probable que cuides tu cuerpo.

ALGUNOS EJEMPLOS QUE PRUEBAN MI PUNTO

Mantener un estilo de vida saludable, que incluye comer bien, beber mucha agua, hacer ejercicio y dormir lo suficiente, puede ayudar a evitar o disminuir la gravedad de los problemas de salud mental como la depresión y la ansiedad.

Las personas con problemas de salud mental , como tristeza y ansiedad, pueden recuperarse con la ayuda de un estilo de vida saludable.

No puedes tener una buena salud mental sin cuidar también tu cuerpo.

MÉTODOS PARA MEJORAR LA SALUD

Incluir algunas prácticas nuevas en su rutina es todo lo que necesita para mejorar su bienestar.

HAZ AMIGOS CON PERSONAS

La calidad de nuestras conexiones sociales tiene un impacto directo en nuestra felicidad y salud mental . Por razones obvias: las personas prosperan en las comunidades. Somos criaturas sociales que prosperan cuando estamos rodeados de otras personas. Evolutivamente hablando, fue crucial para nuestra existencia continua.

Aunque ya no vivimos en comunidades tribales, todavía necesitamos tener relaciones significativas para prosperar. Una de las muchas formas en que las conexiones significativas nos benefician es animándonos a llevar vidas más saludables.

Aunque conocer gente nueva en el mundo posmoderno puede ser un desafío, todavía hay muchas oportunidades para desarrollar conexiones significativas con los demás. Para ayudarte, he compilado una lista de algunas posibles alternativas.

Conéctese con alguien especial a través de una videollamada usando FaceTime o Zoom.

Asegúrese de pasar tiempo de calidad con su cónyuge, compañeros de cuarto, hijos o cualquier otra persona a la que llame hogar.

Conozca mejor a sus vecinos organizando una reunión en un espacio público, como un camino de entrada o un paso de entrada, y fortaleciendo sus lazos sociales inestables.

Hazle saber a un amigo que estás pensando en él enviándole un mensaje de texto.

¡Inicie un grupo de lectura virtual! Los pasos son los siguientes.

Lleve a su persona especial a dar un paseo al aire libre, donde los dos pueden disfrutar de un tiempo a solas sin preocuparse de que los escuchen.

ESFUERZATE FÍSICAMENTE

¿Sabías que hacer ejercicio puede hacerte sentir mejor en general, desde ayudarte a dormir hasta mejorar tu estado de ánimo y aliviar el estrés y la depresión?

Varios estudios científicos han demostrado que la depresión moderada se puede tratar de manera eficiente a través de la actividad física en la misma medida que con los principales medicamentos antidepresivos, pero sin los efectos secundarios negativos.

Comenzar lentamente es una buena manera de obtener las ventajas del ejercicio para la salud. La posibilidad de desarrollar depresión se reduce en un 26% por cada hora diaria que se pasa corriendo o caminando, según una investigación de la Escuela de Salud Pública TH Chan de Harvard.

OBTENGA ENTRENAMIENTO DE VANGUARDIA

Aprender cosas nuevas a lo largo de la vida no es simplemente una buena manera de pasar el tiempo; también es un gran método para mantener su salud bajo control.

Se ha demostrado que el aprendizaje retrasa el deterioro cognitivo, aumenta la confianza y la autoestima, fomenta un sentido de propósito, facilita los lazos sociales e incluso retrasa el inicio de la vejez.

A la luz de esto, es hora de salir y ampliar sus conocimientos. Aprende un nuevo idioma con una aplicación como Duolingo, inscríbete en un curso en una universidad cercana o usa edX para auditar un curso de una de las mejores universidades del mundo sin costo alguno. Es beneficioso para la salud y muy divertido.

AYUDAR A LOS DEMÁS ES DARTE A TI MISMO

Es maravilloso ayudar a los demás, pero ¿realmente mejora tu salud ? En una palabra, sí.

Puedes empezar a marcar la diferencia en el mundo sirviendo a las personas más cercanas a ti. Encuentre un banco de alimentos local o un refugio que necesite donaciones, o investigue organizaciones locales que promuevan temas que le interesen.

Hay innumerables oportunidades para hacer el bien en el mundo, por lo que es fácil elegir una causa que realmente resuene contigo.

NO TE PREOCUPES POR EL FUTURO; ENFOQUE EN EL AQUÍ Y AHORA

La tensión de habitar en el pasado o la anticipación del futuro es algo de lo que la mayoría de nosotros podemos atestiguar por experiencia personal. Es fácil quedarse atascado en la culpa, el resentimiento y el arrepentimiento que vienen con vivir en el pasado.

Es fácil dejar que la preocupación y el entusiasmo por el futuro nos abrumen cuando nos dejamos atrapar por él. Por eso, no es de extrañar que poder centrarse en el aquí y ahora sea una condición necesaria para florecer.

mindfulness como "la práctica de prestar cuidadosa atención a la propia experiencia en el momento presente, sin juzgarla ni analizarla".

La atención plena implica prestar más atención al momento presente en lugar de detenerse en el pasado o el futuro. Se ha demostrado que la atención plena tiene numerosos efectos positivos sobre la salud y el bienestar cuando se practica con regularidad.

Tener menos estrés

niveles reducidos de estrés y melancolía

disposición y perspectiva mejoradas

Se necesita atención adicional.

Una de las muchas aplicaciones que existen puede ayudarlo a estar más atento en su vida diaria. Los ejercicios de respiración, la meditación caminando, el yoga y otras disciplinas similares también pueden servir para ponerte a tierra en el momento presente.

EMPIEZA A USARLO

Para ser plenamente efectivos, felices y plenos como individuos, amantes, empleados y padres, la salud y el bienestar no son simplemente "buenos de tener".

Sin embargo, en el entorno acelerado y frecuentemente frenético de hoy, es fácil descuidar la salud y el bienestar.

Afortunadamente, hay muchas cosas que podemos hacer para mejorar nuestra salud mental y física y nuestro bienestar a diario. Esto comienza con el reconocimiento de lo que hace a la felicidad y cómo generar más de ella.

Las mejoras diarias en la salud y la felicidad son posibles a través de prácticas que incluyen la meditación, el servicio a los demás, la actividad física, la estimulación intelectual y la interacción social.

¿NO ES VITAL QUE UNO MANTENGA LA SALUD MENTAL Y FÍSICA?

¿De qué manera la salud mental de una persona afecta su bienestar físico? Al considerar la salud de uno como un todo, tanto el bienestar mental como el físico son cruciales. Para dar solo algunos ejemplos, la depresión se ha relacionado con un aumento en el riesgo de una amplia gama de problemas de salud física, especialmente los crónicos como la diabetes, las enfermedades cardíacas y los accidentes cerebrovasculares.

PUEDES DEFINIR SALUD MENTAL

Cuando decimos "salud mental ", nos referimos a nuestro estado emocional, psicológico y social. La forma en que pensamos, sentimos y actuamos está influenciada. También juega un papel en la determinación de nuestras respuestas al estrés, conexiones interpersonales y preferencias dietéticas. 1 Mantener un estado mental saludable es fundamental a cualquier edad, desde la primera infancia hasta la edad adulta.

La mala salud mental y la enfermedad mental no son lo mismo, a pesar de la combinación común de las dos frases. Aunque una persona no tenga un trastorno mental diagnosticable, puede estar en un estado de angustia mental. Una persona con una enfermedad mental puede tener momentos de salud y felicidad como todos los demás.

¿DE QUÉ FORMAS IMPACTA LA SALUD MENTAL DE UNA PERSONA EN SU BIENESTAR FÍSICO?

Al considerar la salud de uno como un todo, tanto el bienestar mental como el físico son cruciales. Para dar solo algunos ejemplos, la depresión se ha relacionado con un aumento en el riesgo de una amplia gama de problemas de salud física, especialmente los crónicos como la diabetes, las enfermedades cardíacas y los accidentes cerebrovasculares. Del mismo modo, tener múltiples problemas de salud crónicos puede hacerte más vulnerable a las enfermedades mentales.

¿PUEDE MEJORAR LA SALUD MENTAL CON LA EDAD?

Es cierto que la salud mental de una persona puede evolucionar con el tiempo, influenciada por una variedad de factores. El estrés puede afectar la salud mental cuando obliga a las personas a usar más energía y paciencia de las que tienen. La salud mental inadecuada puede ser el resultado de muchos factores diferentes, que incluyen, entre otros: trabajar muchas horas, cuidar a un pariente o dificultades financieras.

LA PREVALENCIA DE LOS TRASTORNOS MENTALES

En los Estados Unidos, las enfermedades mentales se ven con frecuencia.

A lo largo de su vida, más de la mitad de la población recibirá un diagnóstico de una dolencia o enfermedad mental.

En un año determinado, una quinta parte de los estadounidenses sufrirá un problema de salud mental .

Uno de cada cinco niños experimentará una enfermedad mental grave en algún momento de su vida.

El trastorno depresivo mayor, la esquizofrenia y otras enfermedades mentales graves afectan a 1 de cada 25 estadounidenses.

¿QUÉ HACES PARA ASEGURARTE DE TENER SIEMPRE BUENA SALUD MENTAL Y CORPORAL?

Cuidar el propio bienestar mental y emocional

tiempo bien invertido con socios de confianza, familiares y amigos.

Comunica tus sentimientos con frecuencia.

reduzca sus bebidas alcohólicas.

Mantenerse alejado de las drogas que son ilegales es la mejor opción.

Sigue moviéndote y comiendo saludablemente.

gana experiencia y supera tus límites aprendiendo algo nuevo.

Diviértete y tómatelo con calma.

¿HAY UNA CONEXIÓN ENTRE LA SALUD MENTAL Y LA FÍSICA?

El bienestar mental y físico están entrelazados de maneras que a menudo se pasan por alto debido a la creencia generalizada de que los dos no están relacionados. Una mente sana puede ayudarte a sentirte mejor físicamente. Por el contrario, si su salud mental no está a la par, podría afectar su cuerpo.

la salud mental en el bienestar físico

Existe una fuerte correlación entre su bienestar

mental y físico. Una actitud mental positiva puede proteger contra la enfermedad y prolongar la vida. En un estudio reciente, los investigadores descubrieron que las personas que informaron niveles más altos de bienestar psicológico tenían tasas más bajas de enfermedad cardiovascular.

Por el contrario, los problemas con la salud mental pueden tener efectos negativos en la salud física y en las elecciones que uno hace.

Enfermedades que duran mucho tiempo. Muchas enfermedades persistentes se han relacionado con la depresión. La diabetes, el asma, el cáncer, las enfermedades cardiovasculares y la artritis son ejemplos de tales condiciones.

LOS PROBLEMAS DEL CORAZÓN Y LOS PULMONES TAMBIÉN SE HAN ASOCIADO CON LA ESQUIZOFRENIA

Tener un trastorno de salud mental puede agravar los desafíos de vivir con una condición crónica. Las personas deprimidas y aquellas con otros problemas de salud mental tienen una mayor tasa de mortalidad por cáncer y enfermedades cardiovasculares.

PROBLEMAS PARA DORMIR O PERMANECER DORMIDO

Las personas con enfermedades mentales están desproporcionadamente representadas entre las que tienen trastornos del sueño como el insomnio y la apnea. El insomnio dificulta conciliar el sueño o permanecer dormido. Los despertares frecuentes son un síntoma común de la apnea del sueño, que es causada por interrupciones en la respiración durante el sueño.

Las personas con problemas de salud mental tienen el doble de probabilidades de tener problemas para dormir que la población general. Del diez al dieciocho por ciento de la población tiene problemas para dormir.

Los problemas de sueño son un arma de doble

filo: pueden causar y exacerbar problemas de salud mental como la tristeza, la ansiedad y el trastorno bipolar.

DE FUMAR

Con más frecuencia que la población general, las personas con problemas de salud mental también fuman. Las personas con problemas de salud mental están desproporcionadamente representadas en las filas de los grandes fumadores.

En las personas deprimidas, los niveles del neurotransmisor dopamina disminuyen. La dopamina es un neurotransmisor que te ayuda a experimentar la felicidad. Dado que la nicotina de los cigarrillos estimula la liberación de dopamina, este hábito se ha propuesto como tratamiento para los trastornos depresivos.

VENTAJAS PARA OBTENER ATENCIÓN MÉDICA

Desafortunadamente, a quienes luchan contra enfermedades mentales se les niega de manera desproporcionada atención médica de calidad.

Las personas con problemas de salud mental también pueden tener más dificultades para priorizar su salud física. Puede ser un desafío buscar tratamiento, cumplir con los horarios de medicamentos y mantener hábitos de vida saludables cuando se trata de un trastorno de salud mental.

CONDICIONES DEL CUERPO QUE PUEDEN TENER UN IMPACTO EN LA MENTE

Tu salud mental también se ve afectada por tu salud física. Los problemas de salud mental son un factor de riesgo para las personas con problemas de salud física.

La psoriasis es una enfermedad de la piel que causa manchas rojas inflamadas. El estrés agudo y la depresión van de la mano.

Los enfermos de psoriasis a menudo luchan contra la angustia mental, que tiene un efecto multiplicador en su salud y nivel de vida. La ansiedad, el estigma social y sentirse rechazado son los principales contribuyentes tanto al estrés como a la depresión.

La depresión y la ansiedad son reacciones comunes a eventos que cambian la vida, como recibir un diagnóstico de cáncer o recuperarse de un ataque al corazón. Casi un tercio de las personas con enfermedades que amenazan la vida tienen síntomas depresivos que incluyen mal humor, trastornos del sueño y falta de interés en actividades que antes eran placenteras.

Consejos para mantener su bienestar emocional y físico Cuidar su salud física y mental es importante si desea sentirse mejor en general.

ALGUNAS SUGERENCIAS PARA CUIDAR TU CUERPO Y MENTE SON LAS SIGUIENTES

Haz ejercicio con frecuencia. El ejercicio no solo ayuda en la forma física, sino que también puede levantar el ánimo. Los efectos positivos de una caminata diaria de 10 minutos incluyen un aumento de la energía mental y física y una mejor disposición.

Mantenga una dieta saludable. Tanto la salud física como la mental pueden beneficiarse de una dieta rica en frutas y verduras y baja en grasas y carbohidratos procesados. Es posible que desee consultar a un dietista registrado para obtener ayuda en el desarrollo de un programa de dieta adaptado a sus requisitos específicos.

Solo di no a las drogas y al alcohol. Si bien el alcohol y el tabaco pueden mejorar temporalmente su estado de ánimo, a la larga son dañinos para su cuerpo y mente.

Asegúrese de descansar lo suficiente. 7-9 horas de sueño es ideal para las personas. Si necesita sentirse más despierto durante el día, una siesta de 30 minutos puede ayudar.

Cuide su estrés con algunos ejercicios de respiración profunda. Si te sientes estresado, trata de meditar, respirar profundamente y concentrarte en un tema a la vez.

Perfecciona tus habilidades de pensamiento. Piense en las cosas buenas que han sucedido en lugar de las malas.

Pida ayuda. Puede reducir su estrés hablando con sus seres queridos. Reducir su nivel de estrés es otro beneficio de contar con la ayuda de otros en tiempos difíciles.

Capítulo 5

ESTRÉS EXCESIVO Y ANSIEDAD SOBRE EL FUTURO

Aunque puede parecer útil preocuparse por el futuro, es probable que hacerlo haga más daño que bien. Una mentalidad orientada al futuro puede ayudarlo a hacerse cargo de su jornada laboral y acercarse a sus objetivos, pero también tiene un inconveniente tácito.

POR QUÉ TEMEMOS LO QUE PUEDE VENIR

Ante la ambigüedad, el cuerpo responde con estrés. Es natural estar ansioso por el futuro cuando nos encontramos en una posición desconocida o nos enfrentamos a obstáculos desconcertantes. Estas emociones sirven como guías, preparándonos para lo que está por venir y, a veces, inspirándonos a tomar medidas. Cuando se maneja adecuadamente, el estrés puede tener efectos positivos.

Sin embargo, nuestra salud emocional y física puede comenzar a sufrir cuando el estrés se vuelve crónico.

Demasiada preocupación también puede conducir a evitar las mismas cosas que nos estresan, lo que puede tener un efecto multiplicador en nuestra ansiedad.

Las personas que se preocupan en exceso también pueden tener una visión sesgada de la realidad. Podrían actuar más a la defensiva cuando se enfrentan a peligros reales o imaginarios porque esperan que sucedan cosas malas con más frecuencia.

Aunque mirar hacia adelante puede ayudarlo a hacerse cargo de su jornada laboral y acercarlo a sus objetivos, tiene un inconveniente que tendemos a pasar por alto. Todo el mundo sabe que pensar en el futuro puede generar ansiedad sobre el futuro.

Si bien es bueno estar interesado en lo que depara el futuro, es igual de vital que deje de preocuparse si se interpone en el camino de sus actividades presentes.

CUANDO NOS PREOCUPAMOS DEMASIADO POR EL FUTURO, CORREMOS EL RIESGO DE PERDER ESTAS TRES COSAS

No poder disfrutar del aquí y ahora.

No puedes disfrutar de la vida en el presente si pasas todo el tiempo preocupándote por el futuro. Debido a esto, no puedes concentrarte en la tarea que tienes entre manos y no llegarás muy lejos. Tienes que ocuparte de esto de inmediato. Si no lo hace, desperdiciará muchos recursos mentales y físicos obsesionándose con amenazas hipotéticas que nunca se materializarán.

En su lugar, debe pensar en comenzar una práctica de meditación o incorporar hábitos de atención plena en su vida diaria. Esto te permitirá preocuparte menos por el futuro y disfrutar más de la vida aquí y ahora.

EL FUEGO SE APAGA

Muchos de nosotros no nos damos cuenta de que nos estamos quemando hasta que es demasiado tarde, a pesar de que los indicadores de advertencia son bastante evidentes. Si siempre está preocupado por lo que depara el futuro, puede pasar por alto las señales de advertencia de que las cosas están a punto de empeorar.

Respira hondo y considera lo que puedes hacer hoy para detener la espiral descendente hacia el agotamiento. Puede ser tan fácil como obtener un nuevo conjunto de aplicaciones o encontrar formas de hacer que su trabajo diario se asemeje más a unas vacaciones.

ENCONTRAR IMPOSIBLE LLEGAR A UN EQUILIBRIO SALUDABLE ENTRE LA VIDA Y EL TRABAJO

Preocuparse por el futuro hace que sea más difícil lograr un buen equilibrio entre el trabajo y la vida personal, que todos buscamos. Centrarse en los factores externos puede hacer que nos olvidemos de los internos.

Es por eso que enfatizo la importancia de identificar el punto dulce único de uno para mis clientes. Una vez que las personas comiencen a funcionar desde ese espacio, se posicionarán más fácilmente en el camino de las oportunidades que respaldan sus objetivos y brindan más equilibrio a sus vidas.

Ahora que tienes más excusas para dejar de preocuparte por el futuro, puedes concentrarte en encontrar formas de aprovechar al máximo el aquí y el ahora. Cuando tengas éxito, serás libre de perseguir cualquier objetivo que te propongas.

Casi siempre podemos rastrear los orígenes de nuestras preocupaciones hasta las incógnitas del futuro. A menudo sale a la luz la preocupación de que las ambiciones y esperanzas propias no se cumplan.

Pero esa no es razón para renunciar a sus aspiraciones y esperanzas en un esfuerzo por reducir su ansiedad. Para mantenerse motivado y enfocado en el futuro, es fundamental definir objetivos y sueños a largo plazo. Es fácil perder el enfoque y la motivación si no tienes nada por lo que trabajar.

Sin embargo, las preocupaciones futuras pueden eclipsar el presente si no puedes dejar de pensar en ellas. Y esta forma de vida puede ser bastante dañina.

Después de todo, el mañana depara cualquier cosa. Hay demasiados resultados posibles y caminos a tener en cuenta para sentir que tienes una comprensión firme de la situación.

La preocupación se exacerba cuando uno sobregeneraliza, o extrapola, del presente al futuro. Extrapolar las dificultades del presente a una previsión idéntica del futuro puede conducir a un constante estado de ansiedad.

Sin embargo, preocuparse sin parar es algo a lo que puedes poner fin. Puedes sentirte más conectado a tierra y en paz con la ayuda de estas tres técnicas para acabar con la ansiedad.

CONDENSAR EL FUTURO EN PEDAZOS PEQUEÑOS

Tu incapacidad para dejar de preocuparte por el futuro se evidencia en el hecho de que te estás permitiendo hacer listas de cosas malas que podrían pasar y cuánta agonía sentirías como resultado. Si continúa por este camino, corre el riesgo de socavar sus esfuerzos actuales.

Piense en el credo de "un día a la vez" de Alcohólicos Anónimos para que no se desanime y renuncie a sus objetivos y metas. Hoy, eso es todo lo que importa.

Este es el método que usó mi cliente Paula para completar una media maratón. Trató de tomar las cosas un minuto a la vez cada vez que tenía ganas de darse por vencida. Hubo momentos en los que dudó de su capacidad para continuar, pero se prometió a sí misma que al menos continuaría durante un minuto.

Puede aumentar su capacidad para lidiar con varios tipos de estrés entrenándose para lidiar con ellos un día a la vez, un minuto a la vez y una respiración a la vez.

Cambia tu perspectiva y capacítate para pensar tanto global como localmente.

Uno de mis amigos cambia constantemente su punto de vista para lidiar con su ansiedad crónica sobre el futuro. Para superar los obstáculos, mira el panorama general, que suele ser un objetivo más admirable. Debido a que el resultado final, el panorama general, es tan aterrador, trata de mantener su atención en los detalles específicos.

Centrarse en el aquí y ahora revelará lo que es inmediatamente accesible y está en su poder. Pocos de nosotros nos sentimos a cargo de lo que sucederá dentro de décadas, pero la mayoría de nosotros podemos ver claramente en qué podemos influir aquí y ahora. Lo que tenemos que hacer en los próximos cinco minutos, horas o días es fácil de visualizar en nuestra mente, pero lo que hay más allá es más difícil de imaginar. Es fácil perderse en los detalles abstractos y sentirse paralizado por la ansiedad sobre el futuro.

BUSCA LA CAUSA, NO EL EFECTO

Intente volver a enmarcar su ansiedad y duda sobre el futuro como emoción y anticipación. ¿Qué pasa si su miedo al futuro es solo un indicio de que necesita cambiar su atención a algo más apremiante? ¿Qué pasa si la ansiedad que sientes te está dando el impulso que necesitas para abordar esos nuevos proyectos urgentes? ¿Es posible que tus miedos sean realmente solo un llamado para que te concentres en el futuro?

Indagar en tales asuntos te ayuda a hacerte cargo de tus preocupaciones. Ya no te sentirás impotente. Eventualmente, comenzará a sentirse más seguro de sus habilidades.

Tener cierta distancia de un problema es útil para ganar perspectiva y canalizar su ansiedad en acción. Las perspectivas se pueden modificar rápida y drásticamente al hacer preguntas de sondeo como las anteriores.

Estas tres técnicas se encuentran entre las más efectivas para acabar con los pensamientos ansiosos. Son efectivos porque devuelven la atención al aquí y ahora, en lugar de las incertidumbres del futuro. Y cuando prestas toda tu atención al aquí y ahora, experimentas una sensación de paz y bienestar. Vuelve la capacidad de dirigir la trayectoria de tu propia vida, permitiéndote finalmente dominar tus miedos.

Capítulo 6

TRASTORNOS AFECTIVOS O ANSIEDAD CONFIAR EXCESIVAMENTE EN LOS RECUERDOS

Los trastornos de ansiedad se clasifican como una enfermedad mental. Sufrir de ansiedad hace que las tareas diarias sean un desafío. El nerviosismo, el pánico y el terror, acompañados de sudoración profusa y latidos acelerados, son síntomas clásicos. La medicación y la terapia cognitiva conductual son tratamientos efectivos.

LOS PENSAMIENTOS DE ANSIEDAD LO OBLIGAN A REPETIR EL PASADO UNA Y OTRA VEZ

Cuando las personas rumian, se concentran excesivamente en un tema o incidente en sus vidas. Se ha dicho que "la rumiación es el acto de pensar una y otra vez sobre cosas que ya sucedieron y que no se pueden cambiar". Si tiende a estar ansioso o es una de esas personas, puede ser más susceptible a esto que otros.

¿POR QUÉ LA GENTE SIENTE ANSIOSA?

Los trastornos de ansiedad rara vez surgen o tienen una causa única e identificable. La personalidad, los eventos estresantes y la salud juegan un papel importante.

PROBLEMAS EN SALUD MENTAL QUE CORREN EN LA FAMILIA

Los trastornos de ansiedad pueden darse en familias, y algunas personas pueden nacer con una tendencia a desarrollarlos. Sin embargo, tener un padre o pariente cercano con ansiedad u otra enfermedad de salud mental no aumenta el riesgo de desarrollar ansiedad en el mismo grado.

ELEMENTOS DE PERSONALIDAD

La evidencia sugiere que algunas características de la personalidad aumentan el riesgo de desarrollar ansiedad. La ansiedad puede desarrollarse en niños y jóvenes que, por ejemplo, buscan la perfección, se asustan o avergüenzan con facilidad, son muy reservados o tímidos, tienen baja autoestima o tienen la necesidad de ejercer un control excesivo sobre su entorno.

FUENTES CRÓNICAS DE TENSIÓN

Uno o más eventos estresantes de la vida

pueden contribuir al desarrollo de trastornos de ansiedad. Los precipitantes comunes consisten en:

inseguridad laboral o deseo de ascenso

Cambio en las viviendas

embarazo, trabajo de parto y parto

dificultades en el hogar y en las relaciones interpersonales

choque emocional severo causado por la exposición al estrés o trauma

trauma o abuso, verbal, sexual, físico o emocional

pérdida de un ser querido por muerte.

ENFERMEDADES DE CARÁCTER FÍSICO

Los trastornos de ansiedad y el tratamiento de la ansiedad o la enfermedad física pueden verse influidos por una enfermedad física crónica. Los trastornos de ansiedad suelen ir acompañados de una serie de enfermedades crónicas, como diabetes, asma, enfermedad cardíaca con presión arterial alta. Los problemas fisiológicos, como una tiroides hiperactiva, pueden manifestarse de manera similar a la ansiedad. Ir al médico para que te revise en caso de que tu ansiedad tenga una base física es una buena idea.

TRASTORNOS PSIQUIÁTRICOS DISTINTIVOS

Otros pueden experimentar varios trastornos de ansiedad u otras enfermedades de salud mental, mientras que algunas personas pueden experimentar solo uno. Existe una fuerte correlación entre la depresión y los trastornos de ansiedad. Todos estos problemas deben examinarse simultáneamente y tratarse en consecuencia.

ABUSO DE SUSTANCIAS

Para hacer frente a su preocupación, algunas personas recurren a las drogas y el alcohol. Existe la posibilidad de que esto contribuya al diagnóstico dual de abuso de sustancias y ansiedad en algunas circunstancias. Los trastornos de ansiedad pueden empeorar después de beber o usar drogas, ya que los efectos de la sustancia comienzan a desaparecer. Además de abordar el problema de salud mental subyacente , es crucial detectar y tratar cualquier trastorno por uso de sustancias que pueda estar presente.

ALGUNOS DATOS SOBRE LA ANSIEDAD QUE PUEDEN AYUDARLE A CONCENTRARSE

Aunque los humanos estamos programados para estar atentos frente a amenazas potenciales, el aluvión constante de datos está provocando un aumento del estrés y la ansiedad que está comenzando a tener un impacto negativo en nuestra capacidad para funcionar con normalidad. Muchos de nosotros tenemos dificultades para evitar que nuestros pensamientos se aceleren, fijándose en lo que podría salir mal, o retrocedan, reflexionando sobre lo que salió mal. Por esta razón, poner fin a la práctica de viajar en el tiempo sería un paso importante para aliviar nuestras preocupaciones.

Quizás el concepto de viajar físicamente a través del tiempo se discute más comúnmente en la ciencia ficción. Sin embargo, durante la mayor parte del día, nuestras mentes se mueven físicamente de un punto en el tiempo a otro. Nuestros pensamientos pueden ir fácilmente al pasado o al futuro en un momento dado. Para aprender, desarrollarse, progresar y adquirir conocimientos, este método es fundamental. Sin embargo, la mayor parte de nuestra preocupación proviene de nuestra incesante preocupación por el pasado que no podemos cambiar y el futuro que no podemos predecir. Aquí hay cinco datos sobre la ansiedad que, si se entienden, pueden ayudarnos a vivir el aquí y el ahora con mucha menos preocupación.

CUANDO LA GENTE SE SIENTE ANSIOSA, CON FRECUENCIA SE PREOCUPA POR EL FUTURO

La anticipación es una fuente importante de preocupación para los humanos. La incertidumbre es una de las constantes de la vida y puede ser una fuente importante de preocupación y ansiedad. A pesar de que nuestros miedos al futuro pueden sentirse como flechas que nos disparan, la ansiedad también puede servir como un tipo peculiar de protección. Aquí nadie está seguro de poder sobrevivir sin él. De alguna manera, puede sentirse inseparable de nosotros mismos. En algún nivel, incluso podemos justificar nuestra preocupación diciéndonos a nosotros mismos que seremos más capaces de manejar lo que sea que nos dé miedo si solo pensamos en ello o lo planificamos con anticipación.

Algunos de nosotros incluso creemos que la ansiedad nos protege del futuro, generalmente bajo la forma errónea de que nuestras preocupaciones más oscuras pueden evitarse si nos preocupamos lo suficiente por ellas.

Ensayamos la tragedia y nos contamos historias terribles en un intento de controlar lo incontrolable o confiar en la ambigüedad, pero ¿con qué fin? Adelantarse a nosotros mismos es una cierta manera de perder la cabeza. No estamos experimentando la realidad o incluso el momento presente.

EL PASADO ES UN POSIBLE ORIGEN DE LA ANSIEDAD

Todos revivimos mentalmente experiencias estresantes o lamentables, pero algunas personas quedan atrapadas en un ciclo de revivir los mismos eventos una y otra vez. Los recuerdos implícitos, cosas que no necesariamente recordamos conscientemente pero que han dado forma a nuestros pensamientos, sentimientos y comportamientos, son solo una de las formas en que esto ocurre.

Los conflictos del pasado pueden volver a despertar en nosotros en respuesta a muchas situaciones diferentes en el aquí y ahora. Es más probable que nos sintamos ansiosos cuando nos enfrentamos a situaciones que nos hacen revivir emociones dolorosas o recordar las "voces internas críticas" que tenemos sobre nosotros mismos o nuestras vidas. Por esta y otras razones, descifrar nuestro pasado puede ser un recurso potente para descifrar y conquistar nuestras ansiedades actuales. El estrés en el trabajo o en una relación puede parecer que se basa en factores inmediatos, pero la forma en que realmente respondemos, nos sentimos y nos atormentamos en estas situaciones es a menudo un espejo de emociones latentes durante mucho tiempo.

LA ANSIEDAD PUEDE SER EXACERBADA POR LOS PROPIOS PENSAMIENTOS CRÍTICOS

La voz interna crítica es un proceso de pensamiento perjudicial que nos critica, socava y nos aconseja incorrectamente en función de mensajes dañinos y poco saludables que recibimos a una edad temprana. La ansiedad puede ser amplificada por este proceso de pensamiento autocrítico.

Podemos dejar que nuestro crítico interno, que a menudo nos causa ansiedad, perjudique nuestro desempeño en el trabajo. Consideramos los peores escenarios y pensamos cosas como:

Tienes que hacer esto bien o quedarás como un tonto delante de todos.

Viendo que todo empieza a amontonarse, deberías haber trabajado todo el fin de semana. Es imposible que termines a tiempo.

Este es un proyecto demasiado grande para que lo maneje solo. Fracasas miserablemente como mensajero. Nadie piensa muy bien de ti.

De verdad, tienes a todos engañados. Simplemente no puedes proceder de esta manera. Será despedido de su puesto actual.

Nuestras conexiones sufren cuando pensamos cosas como:

Es seguro que el plan fracasará. Pon tus expectativas bajo control. Mantenga una distancia segura.

Ya no siente ningún afecto real por ti. La pregunta es: "¿En qué te equivocaste?" En otras palabras, tienes que averiguarlo.

En este punto, si no captas su interés, lo perderás.

Por tu culpa, está arruinado, y ahora él o ella nunca te aceptará.

Nuestro papel como padres se ve afectado:

Tus hijos probablemente crecerán para despreciarte por lo terrible que serás como padre.

Parece que ni siquiera puedes cuidar a tu propio hijo. Está completamente más allá de tu conocimiento actuar.

Realmente los estás jodiendo como padre por todos los errores que has cometido.

Asumiste que serías diferente a tus padres, ¡pero en realidad te estás pareciendo a ellos!

Cualquier cosa que esté sucediendo en nuestras

vidas se vuelve mucho peor y más angustiosa por el comentario de nuestro crítico interior. La buena noticia es que podemos sentirnos considerablemente más fuertes con nosotros mismos, más arraigados en la realidad y mucho menos estresados cuando reconocemos y desafiamos nuestra crítica voz interior. Enfrentar esta perspectiva pesimista de frente puede, paradójicamente, hacernos sentir nerviosos al principio. Sin embargo, este es un tipo saludable de preocupación que indica que nos estamos desarrollando y evolucionando.

Eventualmente, a medida que continuamos reconociendo y liberando nuestra voz interna crítica, podemos experimentar más serenidad y seguridad dentro de nosotros mismos, ya que es menos probable que estemos asustados, ansiosos o provocados por este enemigo interno. En cambio, nos estamos sintonizando más con su ocurrencia y aprendiendo que sus mensajes no son ni veraces ni útiles y son en gran parte responsables de nuestra inquietud.

LA ANSIEDAD PUEDE SER CONQUISTADA POR FIN

No estamos obligados a mantener un vínculo con nuestra terrible historia o una visión sombría de nuestro futuro potencial. Permitirnos desconectarnos del mundo exterior y concentrarnos en nosotros mismos y en el aquí y ahora es una forma de detener el viaje en el tiempo y disfrutar la vida más plenamente. Para aliviar la ansiedad, podemos emplear métodos probados y verdaderos, como concentrarnos en nuestra respiración y volver a despertar nuestros sentidos.

Lo más significativo es que podemos discutir con esa parte de nuestra mente que siempre está buscando agujeros en nuestras ideas. Hay acciones concretas que podemos tomar para combatir esta voz crítica interior. Suponiendo que podamos dominar esta "voz", podremos asumir más. Si podemos distanciarnos un poco, podemos practicar la bondad hacia nosotros mismos. Los pensamientos se nos aparecen como lo que realmente son: meramente pensamientos, que existen independientemente de nosotros mismos y del mundo que nos rodea. Cuando nuestro crítico interno comienza a apoderarse de nuestros pensamientos, podemos ser amables con nosotros mismos y regresar al momento presente.

"Si quieres conquistar la ansiedad de la vida, vive el momento, vive en la respiración", dice Amit Ray, profesor de atención plena. Probablemente la parte más difícil será permitirnos dar ese paso.

Capítulo 7

LA RÁPIDA ADAPTACIÓN A CONDICIONES DE PRESIÓN ES UNA CARACTERÍSTICA DEL ESTRÉS

Eso es porque la reacción es el mecanismo de defensa del cuerpo contra el estrés. Hay repercusiones en los sistemas endocrino, respiratorio, cardiovascular y nervioso. El estrés puede aumentar la frecuencia cardíaca, la frecuencia respiratoria, la transpiración y la tensión muscular. Como beneficio adicional, puede proporcionar una sacudida de energía.

ESTRÉS ... ¿QUÉ ES?

La reacción natural del cuerpo a cualquier demanda o amenaza es el estrés. La reacción de "lucha o huida", a menudo llamada "respuesta de estrés", es un proceso rápido e instintivo en el que las defensas del cuerpo se activan en respuesta al peligro percibido o real.

En pocas palabras, la reacción al estrés es su cuerpo tratando de mantenerlo a salvo. Una vez que funciona correctamente, ayuda a mantener la claridad mental, la resistencia física y el estado de alerta. El estrés puede salvar vidas en situaciones peligrosas, dándote la fuerza para luchar contra un atacante o el impulso de pisar los frenos para escapar de una colisión.

La capacidad de estar a la altura de las circunstancias es uno de los beneficios del estrés. Lo que te hace estar alerta durante una presentación profesional, concentrarte intensamente mientras lanzas un tiro libre ganador o obligarte a estudiar cuando preferirías estar viendo la televisión es la capacidad de mantener un alto nivel de motivación. Si bien cierto grado de estrés puede ser beneficioso, demasiado puede tener consecuencias negativas para su salud , perspectiva, productividad, relaciones y calidad de vida en general.

Si experimenta con frecuencia sentimientos de estrés y ansiedad, es esencial que tome medidas para restaurar el equilibrio de su sistema nervioso. Aprender a reconocer los signos y síntomas del estrés crónico y tomar medidas para disminuir sus efectos adversos puede ayudarlo a protegerse de sus impactos negativos y mejorar su estado de ánimo y su perspectiva.

CONSECUENCIAS DE LA ANSIEDAD PERSISTENTE

En términos de su sistema neurológico, tiene dificultades para diferenciar entre peligros emocionales y físicos. Una pelea con un amigo, una fecha límite inminente en el trabajo o una pila de facturas sin pagar pueden hacer que su cuerpo responda con tanta fuerza como si estuviera en una crisis real de vida o muerte. Sin embargo, cuanto más frecuentemente active su sistema de estrés de emergencia, menos control tendrá sobre su activación posterior.

Vivimos en una sociedad exigente, y si eres como muchos de nosotros, es posible que tu cuerpo esté constantemente en un estado de estrés. Además, eso puede causar algunos problemas de salud importantes. El estrés crónico puede causar problemas en casi todas las funciones corporales. Disminuye la resistencia a las enfermedades, interrumpe la digestión y la reproducción, eleva la presión arterial y los niveles de colesterol y acelera el proceso de envejecimiento. Realmente puede alterar las vías neuronales en el cerebro, haciéndote más susceptible a problemas como la ansiedad, la depresión y otros trastornos de salud mental.

Estos son algunos de los problemas de salud que se pueden atribuir al estrés o que el estrés puede exacerbar:

SUFRIR DE ÁNIMO BAJO O ANSIEDAD

Cualquier forma de dolor

Sueño perturbado

Enfermedades causadas por el sistema inmunitario del cuerpo que se ataca a sí mismo

Problemas con la digestión

Eccema y otros trastornos de la piel.

Enfermedad infecciosa del corazón

Problemas con el peso

Problemas con la reproducción

Problemas con la concentración y la memoria

Indicadores de que tus niveles de estrés están por las nubes

La naturaleza silenciosa y furtiva del estrés es su mayor amenaza. La verdad es que puedes aprender a vivir con ello. Se acostumbra hasta el punto de la normalidad. Aunque está teniendo un impacto significativo en ti, no te das cuenta. Por eso es tan crucial reconocer los primeros indicadores de sobrecarga de estrés antes de que sea demasiado tarde.

PROBLEMAS DEL CEREBRO

Desafíos Mantener vivos los recuerdos

mal enfoque

Pobre discrecion

tener una perspectiva pesimista

Pensamiento preocupante o inquieto

inquietud inquieta

SÍNTOMAS PSICOLÓGICOS

Sufrir con melancolía o mal humor persistente

Miedo e inquietud

disposiciones de irritación, ira o tristeza

abrumado por el estrés

Aislamiento y soledad

Condiciones alternativas de salud emocional o mental

SÍNTOMAS EN TU CUERPO

Malestar y dolor

Ya sea diarrea o estreñimiento

Se han informado dolores de cabeza, náuseas y desmayos.

malestar en el pecho y un corazón acelerado

Ausencia de deseo sexual.

Síntomas comunes del resfriado y la gripe

PROBLEMAS DE COMPORTAMIENTO

Aumentar o disminuir la ingesta calórica

Sueño insuficiente o excesivo

Aislarse del contacto social

Aplazar o evitar los deberes

Reducir el estrés a través de la intoxicación

Rutinas ansiosas

LOS ORÍGENES DE LA TENSIÓN

Los factores estresantes son las condiciones y demandas que contribuyen al elevado estado de excitación emocional de un individuo. La mayoría de las veces, cuando pensamos en el estrés, imaginamos algo terrible, como un trabajo exigente o una relación romántica tensa. Pero cualquier cosa que requiera mucho esfuerzo de su parte puede ser estresante. Éxitos como este pueden ser cualquier cosa, desde casarse hasta comprar una casa, graduarse de la universidad o encontrar un nuevo trabajo.

No todas las situaciones estresantes tienen una causa externa. Los propios pensamientos y creencias también pueden ser una fuente de estrés, especialmente si lo llevan a estar demasiado ansioso por el futuro oa ver la vida a través de una lente negativa.

Finalmente, cómo interpretas una situación estresante es un factor importante. Lo que te estresa puede que ni siquiera afecte a otra persona; incluso pueden encontrarlo agradable. Algunos de nosotros preferiríamos morir antes que actuar o hablar en público, pero otros prosperan bajo las luces brillantes. Cuando hay mucho en juego en el trabajo, algunas personas responden bien a una mayor tensión, mientras que otras se cierran. Y aunque usted puede disfrutar ayudando a cuidar a sus padres a medida que envejecen, sus hermanos pueden sentir que la responsabilidad de cuidarlos es demasiado para soportar.

AQUÍ HAY ALGUNOS EJEMPLOS DE ESTRESORES COMUNES EN EL MUNDO EXTERIOR

Trastornos en la vida

Tareas o estudios

Conflicto en las relaciones

Dificultades para obtener fondos suficientes

Por falta de tiempo

Familia y jóvenes

LAS FUENTES INTRÍNSECAS DE ESTRÉS QUE SE ENCUENTRAN CON FRECUENCIA EN LA VIDA DIARIA INCLUYEN

Pesimismo

Incapacidad para tolerar la ambigüedad.

falta de flexibilidad en los procesos de pensamiento

Diálogo interno decepcionante

Estándares de excelencia imposibles

Mentalidad sin límites

LO QUE TE CAUSA MAS ANSIEDAD

Existen estrategias que puede emplear para lidiar con lo que sea que le esté causando estrés y volver a la normalidad. Las causas comunes de ansiedad en la vida diaria incluyen:

ANSIEDAD PROVOCADA POR EL TRABAJO

Si bien es de esperar cierto grado de estrés en la oficina, experimentar estrés crónico o severo puede tener efectos negativos en su salud física y mental , sus relaciones y su calidad de vida en el hogar. El éxito o el fracaso en el lugar de trabajo puede incluso depender de ello. Puede protegerse de los impactos negativos del estrés, aumentar su felicidad laboral y fortalecer su bienestar dentro y fuera de la oficina, independientemente de sus objetivos o la naturaleza de su profesión.

EL PAGO PSICOLÓGICO DEL DESEMPLEO

La pérdida de un trabajo puede ser una situación muy difícil. Es natural experimentar emociones negativas como la ira, el dolor, la depresión, el dolor por las pérdidas y la preocupación por el futuro. La naturaleza repentina y drástica de la pérdida de empleo y el desempleo puede ser devastadora para el sentido de estabilidad e identidad de una persona. Aunque la presión puede ser demasiado para soportar, hay muchas cosas que puede hacer para salir de este momento difícil más poderoso, resistente y con un sentido de dirección más claro.

PRESIÓN DE LA CUENTA BANCARIA

Todos estamos luchando financieramente en este momento, personas de todos los ámbitos de la vida y de todos los rincones del mundo. Una de las fuentes de estrés más frecuentes en la vida moderna es la preocupación por el dinero, ya sea por la pérdida de un trabajo, el aumento de la deuda, los costos imprevistos o algún otro problema. Sin embargo, existen estrategias disponibles para hacer frente al clima económico actual, reducir la ansiedad y recuperar la estabilidad financiera.

JUBILACIÓN

Por mucho que lo espere con ansias, la jubilación no está exenta de desafíos. A primera vista, estar libre de la rutina habitual y de los largos viajes al trabajo puede parecer un sueño hecho realidad. Sin embargo, después de un tiempo, es posible que extrañe la rutina y los días programados de forma rutinaria que proporcionaba el empleo, así como la compañía que se obtenía al interactuar con otras personas en la oficina. Existen estrategias efectivas para adaptarse a la jubilación y lidiar con el estrés que conlleva.

TENSIÓN EN LOS CUIDADORES

Cuidar a otra persona puede ser exigente, especialmente si sientes que estás abrumado o que tienes poco que decir al respecto. El estrés del cuidador no controlado puede tener efectos negativos en la salud física , las conexiones interpersonales y el bienestar mental, lo que en última instancia conduce al agotamiento. Pero hay muchas cosas que puede hacer para aliviar la carga del cuidado y redescubrir el equilibrio, la alegría y la esperanza que alguna vez tuvo.

PÉRDIDA Y DOLOR

Perder a alguien o algo que te importa profundamente es increíblemente difícil de manejar. La angustia y la presión provocadas por una pérdida a menudo pueden ser demasiado para soportar. Es posible que sienta una amplia gama de sentimientos negativos e inesperados, desde conmoción e ira hasta incredulidad, remordimiento y profunda tristeza. Si bien no existe una fórmula establecida para lidiar con la pérdida, existen métodos que han demostrado ser útiles para reducir la angustia emocional y allanar el camino para que las personas acepten su pérdida, descubran su significado y sigan adelante con sus vidas.

SE VUELVE DAÑINO EL ESTRÉS

Reconocer su umbral de estrés individual es crucial debido a los efectos de gran alcance del estrés. Sin embargo, hasta qué punto el estrés se vuelve insalubre, varía de persona a persona. Algunas personas parecen ser capaces de tomar todo lo que la vida les depara, mientras que otras se dan por vencidas fácilmente o se amargan cuando se enfrentan incluso a contratiempos menores. La descarga de adrenalina de una existencia de alta presión puede incluso sacar lo mejor de algunas personas.

ALGUNAS DE LAS COSAS QUE PUEDEN AFECTAR LO BIEN QUE MANEJES EL ESTRÉS SON

Este es el grupo que siempre te apoyará. Tener un grupo de amigos y familiares cariñosos detrás de ti puede ser un gran alivio para el estrés. Las cargas de la vida diaria se alivian cuando tienes amigos y familiares confiables en quienes apoyarte. Por el contrario, cuanto mayor sea el riesgo de sufrir una crisis de estrés cuando se sienta solo y solo.

Una sensación de estar a cargo. Puede lidiar mejor con el estrés si tiene fe en usted mismo y en su capacidad para influir en los resultados y apegarse a los problemas. Sin embargo, si cree que está indefenso ante la adversidad y que su vida está determinada en gran medida por otros factores, es más probable que el estrés lo descarrile.

Lo que estás pensando y cómo ves el mundo. La forma en que enmarca las dificultades inevitables de la vida puede tener un impacto significativo en la forma en que maneja el estrés. Tener una perspectiva positiva y esperar lo mejor te hará más resistente. Las personas que pueden manejar mejor el estrés son aquellas que son optimistas ante la adversidad, pueden reírse de sí mismas, tener fe en una causa mayor y darse cuenta de que el cambio es una constante.

Qué tan bien eres capaz de controlar tus sentimientos. Es más probable que ocurra estrés y agitación si no puede calmarse y calmarse en momentos de angustia emocional, como cuando se siente triste, enojado o preocupado. Aumente su tolerancia al estrés y mejore su resiliencia aprendiendo a reconocer y manejar sus sentimientos.

Todo se reduce a su previsión y planificación. Comprender la naturaleza y la duración de un evento estresante puede ayudarlo a manejarlo mejor. Por ejemplo, si tiene una expectativa razonable de qué tan rápido podrá recuperarse de la cirugía, la incomodidad del período de recuperación no será tan difícil de soportar.

CONSTRUYENDO UNA RESISTENCIA AL ESTRÉS MÁS FUERTE

Ha llegado el momento de actuar. Puede comenzar a sentirse mejor de inmediato aumentando la cantidad de ejercicio físico, lo que puede ayudarlo a sentirse menos estresado. Hacer que su cuerpo se mueva con regularidad puede ayudarlo a sentirse mejor emocional y mentalmente, lo que le brinda una bienvenida distracción del estrés que de otro modo podría acumularse. Caminar, correr, nadar y bailar son excelentes ejemplos de movimientos rítmicos que, cuando se realizan conscientemente, pueden tener un impacto significativo en la salud (enfocando su atención en las sensaciones físicas que experimenta mientras se mueve).

Haz amigos y asociados. Cuando te sientes tenso o inseguro, hablar con otra persona cara a cara puede liberar hormonas que te tranquilicen. Un pequeño momento de amabilidad de otra persona, en forma de palabras o una mirada amistosa, puede tener un efecto profundo en tu estado de ánimo. Por eso, rodéate de gente positiva y no dejes que tus responsabilidades te impidan divertirte. Conviértase en el objetivo principal de cultivar relaciones más profundas y satisfactorias si actualmente no las tiene o si sus interacciones interpersonales le causan estrés.

APROVECHA TUS SENTIDOS

Involucrar sus sentidos (vista, oído, gusto, olfato, tacto y movimiento) es un enfoque rápido para reducir el estrés. Para tener éxito, debe determinar qué tipo de estimulación sensorial es más beneficiosa. Cuando escuchas una canción inspiradora, ¿te sientes más en paz? ¿Es el aroma del café recién molido, por ejemplo? Tal vez tocar un animal te ayude a sentirte más conectado a tierra y en el momento presente. La forma ideal de procesar la información sensorial es aquella que descubre a través de prueba y error; todo el mundo reacciona a los estímulos de forma ligeramente diferente.

DOMINA EL ARTE DE DESCANSAR

Aunque el estrés es inevitable, puede controlar su impacto en su vida. La reacción de relajación es provocada por prácticas como el yoga, la meditación y la respiración profunda, y es lo opuesto a la respuesta al estrés, ya que induce un estado de ánimo de calma y tranquilidad. Se ha demostrado que la participación regular en tales actividades tiene efectos positivos tanto en la salud física como mental . Te ayudan a mantener la compostura incluso cuando las cosas se ponen agitadas.

MANTENER UNA DIETA NUTRITIVA.

Lo que pones en tu cuerpo tiene un impacto directo en cómo te sientes emocionalmente y qué tan bien puedes manejar el estrés de la vida diaria. Las frutas y verduras frescas, las proteínas de alta calidad y los ácidos grasos omega-3 pueden ayudarlo a sobrellevar mejor los altibajos de la vida, mientras que una dieta rica en alimentos procesados y preparados, carbohidratos refinados y refrigerios azucarados puede aumentar los síntomas del estrés.

CALMA TUS HUESOS CANSADOS Y DUERME

Estar demasiado fatigado puede hacer que actúes de manera errática, lo que solo puede aumentar tus niveles de estrés. Al mismo tiempo, la ansiedad constante puede hacer que sea difícil conciliar el sueño. Dormir mejor puede ayudarlo a sentirse menos estresado, más productivo y emocionalmente equilibrado, ya sea que tenga dificultades para conciliar el sueño o permanecer dormido durante la noche.

Capítulo 8

LESIONES A LA MENTE

Los diversos grados de trauma mental pueden ser tan incapacitantes como los físicos, por lo que es importante obtener ayuda profesional si ha sufrido uno. El trastorno de estrés postraumático, la depresión, los trastornos de adaptación, la ansiedad y las fobias específicas se encuentran entre los tipos más frecuentes de daño psicológico.

HERIDAS PSIQUIÁTRICAS

Muchos clientes en casos de lesiones personales sufren daños tanto físicos como emocionales. Especialmente después de accidentes automovilísticos, las víctimas de traumas psicológicos pueden presentar síntomas incapacitantes, como recuerdos, insomnio, ansiedad o fobias, que con frecuencia se pasan por alto.

Bond Turner está familiarizado con los matices de las lesiones psicológicas tanto primarias como posteriores. Incluyendo contadores, intérpretes y abogados, nuestro equipo de 45 abogados de grado A y ejecutivos legales colegiados ha perseguido con éxito reclamaciones de varios millones de libras en nombre de clientes que han sufrido lesiones catastróficas.

CÓMO SUFRE UNA HERIDA MENTAL

Es fácil olvidarse de la salud mental de la víctima cuando las heridas físicas son tan graves. Dependiendo de la naturaleza del daño, los efectos de un trauma mental pueden ser tan incapacitantes como los de uno físico, lo que requiere atención especializada.

la depresión, los problemas de adaptación, la ansiedad y las fobias específicas son las manifestaciones más frecuentes del trauma psicológico. Nuestro equipo puede hacer arreglos para que un psiquiatra y un psicólogo evalúen el alcance de cualquier lesión mental y brinden la terapia adecuada, y la rehabilitación puede ayudarlo a lograrlo.

Las lesiones de la mente se están convirtiendo en un problema cada vez mayor para las empresas. El objetivo de cualquier empresa debe ser proporcionar un entorno libre de estrés en el que los empleados puedan prosperar. El primer paso para protegerse del daño psicológico es darse cuenta de qué lo causa. El tiempo y la productividad perdidos, así como los posibles reclamos de compensación laboral, pueden acumularse rápidamente cuando un trabajador sufre una lesión psicológica. Si bien las leyes en Australia son complicadas, si su enfermedad mental fue provocada por su trabajo, Workcover puede pagar sus gastos médicos.

IMPLICA EL DAÑO PSICOLÓGICO

El trauma psicológico se caracteriza por síntomas cognitivos o emocionales que tienen un efecto negativo significativo en el funcionamiento diario de una persona. La depresión, el trastorno de estrés postraumático y la ansiedad son ejemplos de daño psicológico.

Una combinación de variables ambientales, organizacionales y personales puede provocar daños psicológicos en el trabajo. Hay maquinaria ruidosa, productos químicos peligrosos y accidentes.

Algunos de los problemas que pueden surgir en una organización son la falta de apoyo de liderazgo, la falta de estabilidad y una cantidad abrumadora de presión. La susceptibilidad de una persona a sufrir un daño de salud mental depende de su personalidad única y de los eventos de su vida. Se ha demostrado que la seguridad psicológica deficiente es costosa para las empresas australianas.

El término "daño psicológico secundario" se refiere al daño psicológico que se produce como resultado de que la salud mental del Uno puede sufrir un daño secundario si ya ha sufrido una herida física. La depresión, la desesperación, la ira, los trastornos del sueño y la disminución de la motivación y el compromiso son solo algunos de los problemas secundarios que pueden surgir después de que un empleado sufre una lesión física. El sufrimiento persistente, la dependencia de los medicamentos y la separación de los seres queridos y compañeros de trabajo pueden exacerbar estos problemas de salud mental.

CAUSAS E INSTANCIAS DEL DAÑO PSICOLÓGICO

fuentes típicas de tensión en el lugar de trabajo que ponen a los empleados en riesgo de sufrir daño mental.

ESTRÉS POR LA INCERTIDUMBRE DEL EMPLEO

La salud mental y física de los empleados puede verse afectada negativamente por la perspectiva constante de reorganizaciones, fusiones y despidos organizacionales. El estrés por la falta de seguridad laboral se ha relacionado con peores resultados de salud que el tabaquismo y la presión arterial alta. Cada vez más personas trabajan en empleos precarios y mal pagados en los que podrían ser despedidos en cualquier momento sin previo aviso ni compensación.

Si se rescinde su contrato, a algunas personas les preocupa no poder llegar a fin de mes. Pueden estar preocupados por la opinión de su gerente y los planes de la empresa para su empleo a largo plazo. El estrés de esta situación puede acumularse a lo largo de los años, causando problemas significativos de salud mental .

Debido a la falta de acceso a los contratistas, es menos probable que busquen atención psiquiátrica o psicológica profesional que los empleados permanentes .

Es posible que muchos empleados no vean la inestabilidad laboral como una fuente significativa de estrés o daño emocional debido al hecho de que las perspectivas de las personas varían. Algunas personas están dispuestas a renunciar a la estabilidad del empleo a cambio del aumento del salario por hora y las tasas de bonificación que conlleva el trabajo ocasional. Tienen plena fe en que pueden encontrar fácilmente otro empleo y evitar dificultades financieras si el actual llegara a su fin.

La mejor forma de evitar ser víctima de la precariedad laboral es buscar un puesto que te proporcione más estabilidad que el actual. Es cierto que no existe tal cosa como un "trabajo permanente", pero podrías ser más feliz en uno de tiempo completo.

DEMASIADO TRABAJO

Los miembros del personal generalmente se ven obligados a realizar más tareas múltiples durante tiempos económicos difíciles. Nunca se reemplaza a nadie cuando se van o se van de vacaciones, por lo que el resto del equipo siempre debe dar un paso al frente para cubrirlos. El estrés de tener que hacer más en el trabajo podría provocar una disminución de la productividad, inestabilidad emocional y problemas para dormir, entre otros resultados negativos.

Algunas empresas empujan a sus empleados al borde del estrés y la inadecuación al establecer objetivos que son simplemente inalcanzables. A las personas les puede resultar difícil descansar y relajarse después del trabajo debido al estrés y al ritmo frenético de su vida diaria.

Evite esto comunicando su incapacidad para manejar la carga de trabajo con sus superiores o pidiéndole a un compañero de trabajo que se haga cargo del trabajo que usted no puede realizar.

ACTOS DE ACOSO Y AGRESIÓN HACIA OTROS

El acoso laboral puede afectar tanto a los adultos como a los niños en el patio de la escuela. El acoso en el lugar de trabajo puede tomar muchas formas, incluidas palabras, acciones, relaciones e incluso pensamientos. La intimidación puede manifestarse en una amplia variedad de formas, incluidos los insultos, la exclusión social, el acoso sexual, los juegos mentales, las tareas sin sentido, las novatadas, las iniciaciones, las amenazas, la violencia física y los accidentes. El acoso laboral puede ocurrir en cualquier lugar de trabajo y puede involucrar a un gerente, un compañero de trabajo o un grupo de personas.

Las víctimas de la intimidación pueden sufrir mayores niveles de estrés, ansiedad y depresión; también pueden perder la autoestima y la motivación en el trabajo.

Los reclamos de compensación para trabajadores por daños emocionales sufridos como resultado de la intimidación en el trabajo pueden ser costosos para las empresas. Un trabajador minero de QLD con trastorno de adaptación, ansiedad y fobia social recibió una indemnización por daños "significativos" a principios de este año luego de una lucha legal con su empleador anterior.

Evitar esto: es responsabilidad de cada empleador asegurarse de que su lugar de trabajo esté libre de intimidación y acoso. Si alguna vez se siente amenazado o intimidado en el trabajo, debe decírselo a su jefe para que pueda tomar las medidas adecuadas.

GESTIÓN DE CLIENTES PROBLEMÁTICOS

Los miembros del personal que tienen que lidiar con clientes furiosos pueden continuar sintiéndose estresados mucho después de que se haya resuelto el problema y el consumidor se haya ido. Los efectos duraderos de un incidente en un trabajador pueden ser mucho más perjudiciales que la ocurrencia misma. Cuando una situación no se puede resolver y no se puede tranquilizar a un consumidor, es normal que los involucrados experimenten temor y tensión. Se preocupan por si serán o no capaces de hacer frente con eficacia al siguiente desafío.

Lo que estresa mucho a un trabajador puede ser algo completamente diferente, al igual que la forma en que una persona ve la inestabilidad laboral puede ser algo completamente diferente para otra. Los empleados tienen diferentes reacciones al tratar con consumidores desafiantes.

Algunos trabajadores tienen la humildad de saber que no pueden ayudar a todos. Saben que incluso un cliente furioso es olvidado después de haber dado todo por el trabajo. Están dedicados a mejorar la calidad de los encuentros con sus clientes. Algo que afectaría seriamente la salud mental de un trabajador podría no afectar la mente de otro.

Si encuentra que tratar con clientes enojados o difíciles le causa estrés y ansiedad indebidos, puede ser beneficioso preguntar acerca de las opciones de capacitación con su empresa. La confianza en el manejo de incidentes futuros se puede ganar a través de la preparación y familiarización con los recursos y procedimientos existentes.

ROTACIÓN DE TRABAJO

Ha habido una amplia investigación sobre los riesgos para la salud asociados con el trabajo nocturno y por turnos. Ahora se acepta ampliamente que trabajar hasta tarde puede conducir a todo, desde un mayor riesgo de cáncer hasta un sistema inmunológico debilitado e incluso la muerte prematura. Investigaciones recientes se han centrado en las implicaciones para la salud mental de los turnos de trabajo y han descubierto que pueden ser tan perjudiciales como las físicas.

El aumento del estrés y el descontento son el resultado de la interrupción de los ritmos circadianos de los trabajadores por turnos. Una investigación de enfermeras en el Reino Unido encontró que los turnos de trabajo estaban asociados con niveles más bajos de satisfacción laboral. Las enfermeras del turno de noche tenían mayor angustia fisiológica y emocional, lo que lleva a una disminución de la satisfacción laboral.

Los efectos negativos en la salud mental se han relacionado con el trabajo por turnos, y el estrés de perderse las obligaciones familiares y los compromisos sociales puede agravar los efectos negativos del trabajo en horarios irregulares.

Si su horario de turnos le causa estrés, discuta el problema con su supervisor y vea si puede reducir sus turnos de noche o buscar una línea de trabajo diferente que no requiera tanto trabajo por turnos.

Los regresos al trabajo después de lesiones

psicológicas suelen ser más largos que los que siguen a las físicas. El tratamiento eficaz de los problemas de salud mental requiere una intervención temprana. Las oportunidades profesionales alternativas y la resolución de conflictos son dos formas de disminuir la probabilidad de un daño mental a largo plazo.

CÓMO RECUPERARSE DE LAS HERIDAS EMOCIONALES

Si ha sufrido cicatrices emocionales, ¿alguna vez se ha preguntado si podría o no recuperarse por completo? ¿Es posible recuperarse de heridas emocionales severas como el trauma, la exclusión social, la desesperación o un corazón destrozado?

Tal vez has tenido dolor durante un tiempo y simplemente no desaparece.

Tal vez te sientas impotente, como si hubieras agotado todas las opciones posibles.

O tal vez piensas que es demasiado tarde o que eres demasiado viejo para hacer un cambio.

Cuando te sientes deprimido, es difícil imaginar cómo podrás levantarte y empezar de nuevo. No hay nada de malo en cuestionar si realmente puedes experimentar la curación emocional o no.

ES POSIBLE RECUPERARSE DEL TRAUMA EMOCIONAL

Si se siente emocionalmente roto, sepa que la recuperación es posible. Como terapeuta, he sido testigo de innumerables recuperaciones milagrosas, con pacientes que obtienen salud , felicidad y un sentido más profundo de sí mismos en formas que nunca creyeron posibles.

Es cierto que no todos pueden recuperar su equilibrio mental. Para algunos, la angustia nunca termina y siguen participando en patrones destructivos de pensamiento, sentimiento y acción.

Después de trabajar como terapeuta y trabajador social durante más de dos décadas, he observado varios patrones entre aquellos que pueden superar su trauma y dolor emocional. Ruego que estas reflexiones y sugerencias también puedan ayudarlo en su propia recuperación.

CONSEJOS DE CONSEJERÍA PARA REPARAR CORAZONES ROTOS

Intente lograr algo en partes pequeñas y manejables. Hacer demasiados ajustes a la vez puede causar problemas. Establecer metas inalcanzables puede generar sentimientos de frustración y decepción. Y los cambios abruptos generalmente no se pueden mantener. Hacer microcambios, o pequeñas mejoras graduales y controlables, puede brindarle la confianza, el optimismo y el apoyo que necesita para mejorar. Aquí encontrará más información sobre la introducción de ajustes menores.

No necesitas una recuperación completa para sentirte mejor; incluso uno parcial ayudaría. Es un error común pensar que para aumentar la calidad de tu vida, necesitas sanar todos los aspectos de tu salud emocional . Esta noción, una vez más, puede ser deprimente y desalentadora. En primer lugar, no es cierto. La curación, incluso la curación leve, mejorará la calidad de su vida. Poco a poco te sentirás mejor en cuanto a tu disposición general, resiliencia ante los contratiempos, interacciones interpersonales, sentido de autoestima y capacidad para llevar a cabo tus tareas diarias.

INTENTAR LOGRAR ALGO EN PEQUEÑOS TROZOS MANEJABLES

Hacer demasiados ajustes a la vez puede causar problemas. Establecer metas inalcanzables puede generar sentimientos de frustración y decepción. Y los cambios abruptos generalmente no se pueden mantener. Hacer microcambios, o pequeñas mejoras graduales y controlables, puede brindarle la confianza, el optimismo y el apoyo que necesita para mejorar. Aquí encontrará más información sobre la introducción de ajustes menores.

EL PROCESO DE SANACIÓN NO ES BINARIO

Es probable que un poco de curación marque una gran diferencia en su vida. Es un error común pensar que para aumentar la calidad de tu vida, necesitas sanar todos los aspectos de tu salud emocional . Esta noción, una vez más, puede ser deprimente y desalentadora. En primer lugar, no es cierto. La curación, incluso la curación leve, mejorará la calidad de su vida. Poco a poco te sentirás mejor en cuanto a tu disposición general, resiliencia ante los contratiempos, interacciones interpersonales, sentido de autoestima y capacidad para llevar a cabo tus tareas diarias.

TENER PERSISTENCIA Y PACIENCIA

Se dedica mucho esfuerzo a la curación. Sea paciente y dese tiempo para absorber nueva información y desarrollar sus habilidades. Y necesitamos intentar cosas nuevas, impulsarnos en otras direcciones y seguir adelante incluso cuando las cosas se ponen difíciles.

TENER UNA PERSPECTIVA RAZONABLE

Cuando se trata de expectativas, creo firmemente que cuanto más realista, mejor. Las emociones negativas que sentimos, generalmente dirigidas a nosotros mismos, nos impiden seguir adelante con nuestra curación cuando no lo hacemos. Predecir que las cosas siempre se moverán en una dirección positiva es uno de los ejemplos más típicos de ilusiones que encuentro. Nadie se vuelve más saludable y más fuerte indefinidamente. Dos pasos adelante y un paso atrás es más típico del progreso que del avance constante. Con toda franqueza, no debería sorprenderse si el progreso consiste en dos pasos hacia atrás por cada uno hacia adelante. Esto no es un contratiempo, sino un hecho. Incluso si el progreso es más lento y tortuoso de lo que le gustaría, sucederá si mantiene la vista puesta en el premio y practica la paciencia, la tenacidad y la autocompasión en el camino.

Piense en los fracasos como pasos naturales en el camino y como lecciones que aprender.

Experimentar un contratiempo no solo es inevitable, sino también crucial. Nuestra comprensión de lo que no funciona a menudo puede ser más esclarecedora que la de lo que funciona. La mejor manera de avanzar hacia una mayor sanación y amor propio es aceptar la naturaleza inevitable de los contratiempos y las recaídas y desafiarte a ti mismo a tener curiosidad sobre lo que puedes aprender de ellos.

Hacer del autocuidado y la amabilidad con uno mismo una prioridad máxima. Un listón alto requiere una gran inversión en uno mismo. Se necesita mucho esfuerzo, tiempo e incluso dinero para centrarse en la curación emocional. Si desea continuar, es importante sintonizar sus emociones y las sensaciones de su cuerpo (tales como músculos tensos, dolores de cabeza, cansancio, etc.) para aprender lo que necesita. Invierte en cuidarte y asegurarte de que te escuchen.

ACEPTE LA ASISTENCIA CUANDO SE LA OFREZCAN

El aislamiento es contraproducente para el proceso de curación. Se necesita coraje para buscar ayuda, especialmente si te han traicionado antes. Sin embargo, los beneficios de buscar ayuda son numerosos, incluido el apoyo emocional, la dirección y la capacidad de superar la vergüenza. La ayuda viene en todas las formas y tamaños, así que espero que lo considere una extensión del cuidado personal y busque la asistencia más adecuada para usted.

CONSIGA UN LUGAR DONDE PUEDA SENTIRSE SEGURO EMOCIONALMENTE

Las heridas emocionales son extremadamente difíciles de curar si uno no se siente protegido física y emocionalmente. Cuando el sistema nervioso ha sido traumatizado o profundamente herido, se adapta para permanecer hipervigilante ante las amenazas. El objetivo general del sistema nervioso es la seguridad. Sin embargo, a veces buscamos indicadores de peligro con tanta intensidad que perdemos señales de seguridad; cuando esto sucede, permanecemos en un estado de alerta máxima o de lucha o huida, lo que dificulta conectarnos con los demás, confiar, relajarnos, ser vulnerables y recuperar nuestro equilibrio y bienestar. Puede comenzar a reconocer situaciones en las que se siente seguro, así como aquellas en las que no.

No hay personas que sean inmunes al dolor emocional o que no lo experimenten en algún momento de su vida. Algunos de ellos podemos cerrarlos sin ningún problema, mientras que otros parecen estar cerrados, solo para reabrir en los momentos más inoportunos.

A veces la vida nos lanza una bola curva, y tenemos que lidiar con eso de la mejor manera que sabemos. La ansiedad y otros malos sentimientos se acumulan dentro de nosotros como resultado de estas circunstancias. Nuestra capacidad para controlar estos sentimientos no siempre está a nuestra disposición. Debido a esto, hemos elaborado este manual para ayudarlo a superar cualquier momento difícil en su vida.

Comprender la naturaleza de las heridas emocionales y sus causas es un requisito previo para aprender opciones de tratamiento efectivas.

Las heridas físicas sanan más rápido que las emocionales, pero ambas pueden ser causadas por eventos traumáticos. Estos eventos nos dejan sintiéndonos devastados, enfurecidos o incluso aterrorizados. Una herida emocional personal puede ser causada por cualquier cosa que nos produzca dolor.

Una vez que hayamos vivido esto, tendremos recuerdos vívidos de ello en los años venideros. Por lo tanto, es crucial que descubramos métodos para ayudar en el manejo de los sentimientos que provoca, como la frustración. El camino al éxito está pavimentado con amor y aprecio mutuo.

Uno solo necesita reflexionar sobre un momento en que se sintió herido o agraviado para identificar una herida emocional. La realidad es que los sentimientos heridos pueden presentarse de muchas formas.

Capítulo 9

SENTIMIENTOS DE CULPA Y SU DOLOR

Aunque la culpa es una experiencia mental, puede manifestarse físicamente como tensión e incomodidad. Los sentimientos de ansiedad e incomodidad se malinterpretan como culpa debido a la preocupación por las transgresiones pasadas. Como resultado de asociar esas ideas con la incomodidad, sientes el dolor de forma más aguda.

ACUSACIONES DE CULPA NATURAL

La culpa es una emoción natural que se siente si ha hecho algo mal y lo lamenta. La culpa adaptativa es del tipo que te empuja a hacer algo al respecto o a hacer un cambio positivo en tu comportamiento porque sabes que te ayudará a largo plazo. Por ejemplo, podría calmar su conciencia enmendando una mala acción o alterando su comportamiento. Sin embargo, si no lidias con las consecuencias de tus acciones de una manera saludable, podrías sentirte atormentado por sentimientos de culpa que te impidan seguir adelante con tu vida.

REMORDIMIENTO INAPROPIADO

Lamentablemente, hay ocasiones en las que uno se siente responsable de algo que estaba fuera de su control. Para dar un ejemplo, las personas pueden arrepentirse por el hecho de que no hicieron nada para detener una tragedia que posiblemente no podrían haber previsto. Sienten remordimiento, humillación y culpa a pesar de que en realidad no pudieron haber hecho nada.

CULPA CONSCIENTE

Los pensamientos que son malos o inadecuados son una experiencia humana normal, pero la culpa que los acompaña no lo es. Pueden preocuparse de que tener ideas "malvadas" signifique que en realidad actuarán en consecuencia o que su secreto se revelará a otros.

CULPA POR SOLO ESTAR ALLÍ:

La culpa de este tipo puede ser enrevesada y, por lo general, se centra en cuestiones como cometer errores o no vivir de acuerdo con los valores propios. Por ejemplo, la culpa de supervivencia es una forma de culpa existencial. No es raro que las personas se sientan culpables cuando tienen éxito, pero alguien que les importa tiene dificultades. Esto puede surgir si eres el único sobreviviente de un evento horrible que causa estragos en la vida de los demás, o si eres la causa de la tragedia de otra persona mientras escapas ileso.

SUPERAR SENTIMIENTOS DE REMORDIMIENTO Y SEGUIR ADELANTE

Durante muchos años, Heather no había hablado con un amigo de la infancia debido a una enemistad que ambos se negaron a dejar ir por amargo orgullo. Heather se dio cuenta de que necesitaban hacer las paces antes de que su amigo enfermo de cáncer falleciera. Me informó que quería llamarme, pero que había un rincón duro de su alma que se lo impedía. Después de meses de dilación, finalmente decidió llamar a su amiga, solo para descubrir que su amiga había caído en coma y no podía comunicarse. Heather sintió que una nueva ola de remordimiento la invadía. '¿Cómo pude dejar morir a mi amigo sin despedirme?' ella preguntó. Lo he intentado todo, pero simplemente **no puedo dejarlo ir. Mi culpa es demasiado grande.**

Al igual que Heather, estoy seguro de que muchos de nosotros nos hemos sentado durante horas y horas repasando un doloroso recuerdo de haber hecho algo malo. Sentirse mal contigo mismo porque has hecho algo que va en contra de tus principios (culpa) es una experiencia fundamentalmente humana. La culpa es una emoción humana normal. Sin embargo, hay algunos entre nosotros que experimentan más culpa que otros, y no siempre es porque hayamos hecho más mal. Por eso, es esencial descubrir la fuente de tu vergüenza y la naturaleza específica de tu culpa. La carga de la culpa es grande. No debe sentirse agobiado por sentimientos de culpa. Identificar la causa raíz de tus emociones de culpa te ayudará a determinar el mejor curso de acción para erradicarlas, ya sea que eso implique hacer las paces, procesar la situación o simplemente seguir adelante.

MANEJO DEL REMORDIMIENTO INNATO

Digamos que tienes una culpa apremiante y concreta, como abollar el automóvil prestado de tu amigo o mentirle a tu pareja sobre dónde estuviste anoche. Realmente no puedes evitar sentirte mal por ello; está en tu naturaleza. Un síntoma de la culpa natural es centrarse en el aquí y ahora, lo que facilita su identificación. La culpa que surge naturalmente es insoportablemente angustiosa, particularmente cuando ha resultado en un daño significativo. Sin embargo, la culpa local es reparable, incluso si el acto en cuestión fue particularmente atroz. El arrepentimiento es posible. Puedes buscar perdón, hacer restitución y comprometerte a cambiar tus caminos. La culpa debería desvanecerse si se repara el daño, pero si no es así, lea.

La culpa parece estar integrada en el sistema nervioso debido al propósito útil que proporciona. Actúa como una señal de advertencia, alertándolo del hecho de que está actuando de manera poco ética para que pueda corregir su rumbo. Si accidentalmente chocas contra un automóvil estacionado, es posible que te sientas obligado a llamar a tu mamá o dejar tu información de contacto. Algunos científicos sociales argumentan que la vergüenza natural es una de las fuerzas impulsoras detrás del desarrollo de redes de seguridad social y movimientos por la justicia social, y que se deriva de nuestra capacidad innata de empatía. Una relación enfermiza con la culpa da como resultado **una autocondena excesiva. En cambio, deje que sirvan como señales para corregir el rumbo.**

Llamar a tu amigo enfermo te ayuda a superar el sentimiento de culpa por no llamar antes. Cuando te sientes culpable por gastar demasiado, aprendes a controlarte. Si se siente culpable porque participó en un mal mayor, como la injusticia racial o la persecución de un grupo por parte de otro, puede tratar de efectuar un cambio social positivo. Y si la fuente de su culpa es algo que no puede cambiar, como la culpa de una madre trabajadora por perder la hora de recogida, se concentra en aprender a

PERDÓNATE

Pero hay un lado oscuro en la culpa natural. Se convierte en una herramienta principal de control social y de los padres con bastante frecuencia. Esto está brillantemente ilustrado por un antiguo chiste. Aproximadamente, ¿cuántas madres judías se necesitan para enroscar una bombilla? Ni uno solo: "Simplemente me sentaré aquí en la oscuridad y no me preocuparé por eso". Sin embargo, las mujeres de todos los orígenes (judías y de otros lugares) no son las únicas que usan la culpa para controlar a sus hijos. Se incluyen los socios y cónyuges. Lo mismo ocurre con las comunidades espirituales y las comunidades de práctica, incluidas las comunidades de yoga. ¿Alguna vez te ha pillado comiendo salmón y un amigo vegano te ha hecho sentir culpable? En realidad, la vergüenza natural pronto puede volverse venenosa si se castiga con demasiada severidad o se utiliza como arma de control. La culpa tóxica, la sensación generalizada de estar "equivocado" o defectuoso de alguna manera básica, es lo que experimentamos cuando esto ocurre, y es una condición de miseria leve y constante.

ENFRENTANDO EL ARREPENTIMIENTO VENENOSO

La culpa natural, si se le permite asentarse y crecer, puede volverse tóxica. Se manifiesta como una sensación abrumadora de que algo está mal en tu vida en general, pero no puedes identificar qué es. Esta forma de culpa flotante es la más difícil de superar porque se deriva de hábitos subconscientes profundamente arraigados llamados samskaras. Si no sabes qué hiciste mal o si crees que tu maldad está más allá de la redención, ¿cómo puedes repararte a ti mismo o pedir perdón?

Este tipo de culpa parece ser un subproducto inesperado de la tradición judeocristiana, un vestigio de la enseñanza del pecado original. Aunque tienen mucho que decir sobre el pecado, el karma y cómo evitar o purificar las transgresiones, los antiguos libros de yoga como el Bhagavad Gita y el Yoga Sutra no aceptan la culpa genérica. Pero las enseñanzas yóguicas aún pueden ser útiles, aunque la vergüenza tóxica generalmente no se incluye en las listas típicas de impedimentos yóguicos. Necesitamos lidiar con la vergüenza tóxica no solo para disminuir el sufrimiento que causa, sino también porque se adhiere a cada infracción, sin importar cuán pequeña sea, y nos hace tener pensamientos y sentimientos irracionalmente horribles sobre nosotros mismos.

Hay dos formas comunes en las que las personas sufren una culpa venenosa. Para empezar, puede que ya sea una parte arraigada de tu carácter, una sensación miasmática que ocasionalmente aflora y te hace sentir deprimido o inadecuado. En segundo lugar, puede ser provocada por un factor externo, como sus propios errores o las sospechas de los demás. No se necesita mucho para desencadenar su carga de culpa tóxica, ya sea un pequeño paso en falso en el trabajo, una pelea con su pareja o una llamada telefónica de su madre. En el peor de los casos, puede hacer que las personas se sientan como si tuvieran que observar constantemente cada uno de sus movimientos por temor a revelar su propia maldad inherente. Por lo tanto, es crucial aprender a identificar la vergüenza tóxica para que ya no pueda servir como motivador interno.

Las raíces de la culpa tóxica a menudo se encuentran en la infancia: la culpa que no tiene una base racional puede ser el resultado de, por ejemplo, cometer un error del que sus padres o la escuela hicieron mucho, o de una educación religiosa, particularmente una que predica originales pecado. Algunos partidarios de la noción de reencarnación (la creencia de que nuestras circunstancias actuales se ven afectadas por patrones creados en vidas anteriores) ven la culpa tóxica como el residuo kármico de acciones de vidas anteriores. La rueda de las armas afiladas es un clásico del yoga tibetano que identifica los pecados que han llevado a los problemas modernos y sugiere prácticas para enfrentarlos. Se dice que algunas actividades yóguicas puristas, como la repetición diaria de mantras, karma yoga (servicio desinteresado) y hacer ofrendas, alivian la culpa.

Pero no hay duda de que el daño específico y no resuelto que has causado en esta vida también puede conducir a una acumulación tóxica de culpa. Es posible acumular una cantidad considerable de culpa que fluye libremente cuando ha acumulado algunos momentos terribles de traición a sí mismo, engañado a uno o dos amantes, o incluso cuando no llama a sus padres o no hace suficiente ejercicio regularmente. Además, un yogui en el camino hacia la iluminación normalmente desarrolla una brújula moral muy perspicaz. Cuanto más trates de vivir de acuerdo con los principios morales de tu camino espiritual, menos probabilidades tendrás de aprobar las acciones ofensivas o destructivas. Sin embargo, es posible que no te hayas liberado por completo de tus formas casuales e inconscientes. Haces cosas que no son buenas para ti o para las personas que te rodean, aunque sepas que no, y después te sientes mal por ello. Sin embargo, si está preparado para profundizar, a menudo descubrirá que su vergüenza venenosa no está relacionada con sus acciones de ninguna manera significativa. Precisamente por eso es tan venenoso. Para alguien con sentimientos crónicos de culpa, la perspectiva de enfrentar las consecuencias de cualquier transgresión en particular aquí y ahora puede ser aterradora.

CONFRONTANDO LA CULPA ÚLTIMA

También es posible que su culpa se deba a preocupaciones políticas o sociales. Este es el sentimiento que te invade cuando ves animales enjaulados, lees sobre la miseria en Zimbabue o te das cuenta de las ventajas extremas que tienes en la vida. Vergüenza existencial es como lo llamo. Existe una base legítima y comprensible para los sentimientos de culpa existencial. ¿Por qué? Porque literalmente no hay forma de vivir en la Tierra sin afectar negativamente a otra persona de alguna manera, ya sean los búhos cuyas casas fueron destruidas cuando los árboles fueron talados para dar paso a un parque de oficinas, las plantas que aplastas mientras caminas o el hecho de que a su hijo se le dio un lugar en una gran escuela pública mientras que a muchos de los hijos de sus amigos se les negó la admisión. Muchas veces, incluso cuando solo estamos tratando de sobrevivir con lo mínimo, nuestro consumo de recursos restringe su disponibilidad a las personas que realmente podrían necesitarlos.

Cuando estaba en la escuela, escuché de una mujer rica e increíblemente atractiva que le había confiado a uno de mis profesores que estaba luchando con abrumadores sentimientos de culpa y melancolía. La pregunta "¿Qué has hecho con tu vida?" volvió de mi instructor. ¿Poner un bagel en un árbol y luego dejarlo allí? El aspecto cautivador parecido al koan del comentario de mi maestro se ha quedado conmigo durante años, pero es la sabiduría subyacente lo que realmente se ha quedado conmigo. El complejo de culpa de esa mujer incluía elementos de culpa existencial, y la única forma de aliviar la culpa existencial es hacer contribuciones incondicionales a la vida. Los lectores de revistas, como esa mujer, disfrutamos de un entorno privilegiado, con acceso a comodidades que no están al alcance del noventa y cinco por ciento de la población mundial. Un sentimiento de culpa existencial es comprensible y común. Los sabios védicos, cuyas enseñanzas forman la base de todas las prácticas yóguicas, enfatizaron la importancia de respetar a los ancestros, al planeta, a los instructores, al poder superior y al prójimo. La culpa existencial se establece cuando no cumplimos con tales obligaciones.

A muchos de nosotros no nos han enseñado los gestos fundamentales que reverencian la red de la vida, y esto es un síntoma del individualismo extremo, las familias divididas y el enfoque consumista hacia la espiritualidad de la sociedad liberal moderna. Para ser claros, no me refiero solo a las acciones de conciencia ambiental, sino también a los actos de bondad, como organizar cenas, alimentar a las personas sin hogar, a los animales callejeros y a los espíritus locales, el voluntariado, la donación y el cuidado de los ancianos.

Para empeorar las cosas, a menudo nos sentimos responsables del sufrimiento de los demás cuando nuestra culpa venenosa se mezcla con nuestra culpa existencial. Un buen ejemplo es mi amiga Ellen. La madre de Ellen estaba bastante enfadada ya menudo descargaba sus frustraciones con la hermana de Ellen. Ellen tenía mucha compasión por su hermana, pero se sentía impotente para evitar que su madre la convirtiera en el chivo expiatorio. Su incapacidad para hacer algo con respecto a la situación la hizo sentirse responsable del sufrimiento de todos los demás, una forma de culpa del sobreviviente. La incapacidad de Ellen para salvar a todos y llevarlos a sus estándares de moralidad la llevó a habilitar amigos deprimidos, financiar estafadores espirituales y romper su corazón.

El primer paso para que Ellen aprendiera a distinguir entre la compasión genuina y el autosacrificio sin sentido fue examinar su culpa cuando surgía y determinar si su dolor por no arreglar la situación era el resultado de sus circunstancias actuales o un remanente tóxico de su pasado. Una vez que hizo eso, la ayuda que brindaba a los demás ya no estaba contaminada por la culpa. Naturalmente, también se volvió considerablemente más eficiente. A veces, como Ellen, no podemos precisar el tipo de vergüenza que estamos experimentando. Reconocer una emoción angustiosa como culpa y determinar su forma específica la hace mucho más manejable. Cuando nos sentimos culpables, es porque no hemos estado a la altura de nuestros propios estándares, y es el tipo de cosas que requieren una disculpa y una restitución. Olvídate de tus otros pecados.

LIBERA TU CULPA

Y aquí es donde se encuentra una de las mayores bendiciones de la filosofía del yoga. Para obtener más información sobre cómo lidiar con la culpa en un contexto de yoga, consulta la Guía del yogui para el perdón a uno mismo. La tradición yóguica puede ayudarnos a sentirnos mejor con nosotros mismos enseñándonos a reconocer nuestra bondad inherente. Particularmente en las tradiciones tántricas, existe una forma de ver el mundo en la que la esencia misma de toda existencia es sagrada. La forma en que te sientes acerca de tu vergüenza cambiará dramáticamente si comienzas a seguir una enseñanza espiritual que, en lugar de decir que los humanos son inherentemente defectuosos, te enseña a mirar más allá de tus defectos y te permite reconocer tu perfección más profunda.

En mi opinión, la distinción entre estas dos perspectivas sobre quiénes somos se ilustra mejor con un cuento que solía contar mi profesor. Anteriormente había dos monasterios, cada uno cerca de una metrópolis importante. Los monjes de una institución enseñaron a sus alumnos que todos los humanos son corruptos y que el estricto autocontrol y la penitencia eran los únicos medios para vencer su naturaleza perversa. A los niños del otro monasterio se les enseñó a tener fe en sí mismos y en su propia virtud innata. Cada uno de estos monasterios tuvo un joven que se fue por un tiempo porque necesitaba un descanso de la vida monástica. Todos escaparon por diferentes ventanas en los dormitorios, tomaron paseos a la ciudad, asistieron a fiestas y terminaron pasando la noche con prostitutas. Cuando se despertó a la mañana siguiente, el joven del monasterio de "pecadores" estaba atormentado por una severa culpa. Se dijo a sí mismo: "Me he desviado irremediablemente del camino". El viaje de regreso sería infructuoso. Abandonó la vida monástica y se unió a una pandilla local.

El segundo niño también sufrió una resaca al

despertar. Por otro lado, manejó el asunto de una manera muy diferente. Eso fue menos satisfactorio de lo que había esperado. Probablemente no; eso no es algo que planee repetir en el corto plazo. Después de eso, regresó a su monasterio, se coló por una ventana y fue reprendido. Cuando estaba en la escuela, recuerdo que mi maestro decía que todo lo que se necesita es un pequeño error para iniciar una espiral descendente de comportamiento pecaminoso. Saber que en el fondo somos divinos, que todos somos budas, como enseñan los sabios del yoga, hace que sea mucho más fácil perdonarnos a nosotros mismos por nuestros errores y defectos. También es menos difícil alterar nuestras formas. En consecuencia, el verdadero remedio para nuestras emociones molestas de culpa es reconocer repetidamente la luz del amor de Dios que ilumina nuestro corazón.

¿CÓMO PUEDO SANAR LA HERIDA EMOCIONAL CAUSADA POR MI PROPIA CULPA?

¡Mira los originales!

El primer paso para lidiar con la culpa es comprender qué la causa.

Es natural sentir remordimiento cuando te das cuenta de que has hecho algo mal, pero también es posible que te sientas mal por algo que no hiciste. Si cometes un error, admítelo, aunque sea solo para ti. Pero es igual de crucial reconocer cuándo se está culpando indebidamente a sí mismo por circunstancias fuera de su control.

La culpa es una emoción humana común, pero a menudo se siente por razones irracionales. Es posible que se arrepienta de terminar una relación con alguien que todavía se preocupa por usted o de tener éxito profesionalmente mientras su mejor amigo lucha por obtener un empleo remunerado.

Los sentimientos de culpa también pueden

surgir de la percepción de no estar a la altura de las expectativas personales o sociales. Naturalmente, esta vergüenza no tiene en cuenta el trabajo que ha realizado para superar los obstáculos que le han impedido alcanzar sus metas.

SÓLO ALGUNOS DE LOS CULPABLES MÁS PROMINENTES DE LOS SENTIMIENTOS DE CULPA SON

capacidad para soportar el estrés extremo o el peligro conflictos internos entre sus principios y sus acciones problemas de salud, mentales o físicos

cualquier tipo de pensamiento o deseo que te haga sentir culpable por anteponer tus propias necesidades cuando piensas que deberías concentrarte en ayudar a los demás. ¿Quién más te hace sentir mal todo el tiempo? Aquí puedes encontrar consejos sobre cómo lidiar con un viaje de culpa.

NECESITAS DECIR QUE LO SIENTOS E INTENTAR HACER LAS COSAS BIEN

Enmendar las malas acciones a menudo comienza con una disculpa. Cuando te disculpas, le muestras a la persona que lastimaste que te sientes terrible por lo que hiciste y que quieres asegurarte de que no vuelva a suceder.

Dado que las disculpas no siempre restauran la confianza rota, es posible que no recibas el perdón de inmediato.

Disculparse de corazón aún ayuda en la recuperación, ya que le permite desahogar sus emociones y enfrentar las consecuencias de sus acciones.

Si desea hacer las paces con alguien, debe .

la importancia de tu parte

exhibir arrepentimiento

No inventes razones.

humildemente busca el perdon

DISCULPARSE ES PROMETER HACERLO MEJOR EN EL FUTURO

Es posible que se arrepienta de no estar allí para sus amigos y familiares cuando lo necesitaban o de no estar al tanto de ellos con la frecuencia suficiente. Una forma de demostrar que estás listo para hacer las paces después de ofrecer una disculpa es preguntar "¿Qué puedo hacer para ayudar?". o "¿Cómo puedo estar ahí para ti?"

Es posible que no siempre estés en condiciones de disculparte directamente. Trate de escribir una carta si no puede comunicarse con la persona que ha ofendido. Incluso si nunca leyeron tu carta de disculpa, simplemente publicarla en papel puede ayudar.

Tal vez deberías disculparte contigo mismo también. Tenga en cuenta que nadie es perfecto, por lo que no hay necesidad de castigarse por un error honesto.

Haz expiación prometiéndote ser más amable contigo mismo en lugar de ser más duro.

TOMAR LECCIONES DE LA HISTORIA

No se puede arreglar todo y, a veces, un error puede costarle un querido amigo o una valiosa conexión. Es muy poco común sentirse atrapado por el peso de la culpa y el dolor por una pérdida.

Tienes que aceptar lo que sucedió en el pasado antes de poder seguir adelante. Recordar el pasado y vivir en él no cambiará nada.

Los eventos no se pueden cambiar imaginando resultados alternativos, pero las lecciones aprendidas se pueden tener en cuenta en cualquier situación.

¿Qué causó el error? Trate de llegar al fondo de lo que lo provocó y qué emociones pueden haberlo empujado al límite.

En retrospectiva, ¿qué cambiarías? ¿Puedes reflexionar sobre lo que tu comportamiento reveló sobre quién eres? ¿Destacan algún hábito en particular que podría mejorarse ?

MUESTRA GRATITUD

La culpa por pedir ayuda prevalece cuando las personas enfrentan dificultades, angustia mental o problemas de salud. Tenga en cuenta que la razón por la que las personas se conectan con otras es para crear una red de aliados en el cuidado.

Simplemente voltea el guión e imagina el resultado. Es natural querer estar allí para su familia y amigos cuando están en peligro. Probablemente no quieras que se sientan mal por tener un momento difícil también.

No sentirse capaz de hacer algo por sí mismo es muy normal. Nadie fue creado para ir solo por la vida.

En lugar de castigarte cuando los tiempos son difíciles, practica la apreciación haciendo lo siguiente.

expresar gratitud a los seres queridos

transmitiendo su gratitud de una manera tangible, asegúrese de agradecer a quienes lo han ayudado mencionando cualquier éxito que haya tenido gracias a su ayuda.

prometiendo devolver el favor una vez que estén en una mejor posición para hacerlo

SUSTITUYA LA COMPASIÓN PROPIA CON EL DIÁLOGO INTERNO CRÍTICO

Todo el mundo comete errores garrafales de vez en cuando; no te convierte en una mala persona si lo haces.

La autocrítica puede volverse muy severa cuando te sientes culpable, pero decirte a ti mismo lo mal que hiciste el trabajo no ayudará. El costo emocional del autocastigo suele ser mucho mayor que el de cualquier consecuencia externa.

En lugar de castigarte, considera lo que le dirías a un amigo que estuviera en tu lugar. Tal vez podría resaltar sus logros, resaltar sus fortalezas y expresar su aprecio por ellos.

IGUAL CONSIDERACIÓN SE DEBE A USTED

Es difícil generalizar sobre las personas y las situaciones en las que se encuentran. La culpa del paso en falso podría recaer en ti y en los demás, pero también podría recaer en los demás.

Validar tu propio valor puede aumentar la seguridad en ti mismo, permitiéndote pensar más racionalmente y resistir la influencia de las emociones negativas.

TENGA EN CUENTA QUE EL REMORDIMIENTO PUEDE SERVIR UN PROPÓSITO ÚTIL

Cuando ha tomado una decisión que va en contra de sus ideales, sentirse culpable puede ser una llamada de atención útil. No dejes que te afecte; en su lugar, darle un buen uso.

La culpa puede servir como una lente útil a través de la cual examinar y mejorar aquellos aspectos de uno mismo con los que uno no está contento.

Quizás te cuesta ser sincero y alguien te ha pillado en una mentira. Tal vez desearía poder pasar más tiempo con sus seres queridos, pero otros compromisos se interponen en el camino.

Hacer cualquier cosa para cambiar esas condiciones puede ponerlo en un rumbo más acorde con sus objetivos.

No intentar mantenerse en contacto con amigos puede generar sentimientos de culpa, lo que podría motivarlo a hacerlo. Si tanto usted como su cónyuge sienten que el estrés se interpone en el camino de su relación, traten de pasar una noche a la semana solo para ustedes dos. De manera similar, es importante considerar las ideas que la culpa puede proporcionar sobre quién es usted como persona. Sentirse mal herir a otra persona es un signo de empatía y falta de mala intención. Si desea marcar una diferencia en su vida, puede tratar de descubrir cómo dejar de repetir ese error. Puede ser útil consultar a un profesional de la salud mental si tiene antecedentes de experimentar emociones negativas en respuesta a circunstancias fuera de su control. .

DESE UN DESCANSO

Esencial para la autocompasión es la capacidad de perdonarse a uno mismo. El perdón a uno mismo es un reconocimiento de que tú, como cualquier otro ser humano, eres capaz de cometer errores. Entonces puedes seguir con tu vida y no dejar que ese error te defina. Simplemente al aceptar quién eres, con tus defectos y todo, te tratas a ti mismo con cuidado y compasión.

Para perdonarse a uno mismo, uno debe hacer las siguientes cuatro cosas

Haz lo que tengas que hacer sin culpar a los demás.

Pide disculpas sin permitir que tu arrepentimiento o culpa se conviertan en vergüenza.

Acepte la responsabilidad por sus acciones y prometa disculparse.

Adopta una actitud de autoaceptación y fe en tu

propia capacidad de mejora.

Deja que tus amigos y familiares de confianza sepan cómo te sientes.

Es normal sentirse incómodo cuando se aborda el tema de la culpa personal. Porque admitir la culpa nunca es sencillo. Esto significa que sentirse culpable puede alejarlo de sus amigos y familiares, lo que puede dificultar la recuperación.

Es posible que le preocupe que otros lo menosprecien por lo que ha ocurrido, pero en la mayoría de los casos, este no es el caso. De hecho, es posible que los amigos y la familia le brinden una ayuda invaluable.

Es probable que sus seres queridos sean comprensivos y serviciales. Cuando las personas hablan de sus sentimientos, incluso los negativos o molestos, puede ayudar a reducir el estrés.

Cuando amigos y familiares comparten sus historias, puede hacerte sentir que no estás solo. Casi todos han hecho algo de lo que luego se arrepintieron, por lo que la mayoría de las personas han experimentado las punzadas de remordimiento que acompañan al reconocimiento de las malas acciones.

Sobrevivir a la culpa o la culpa por un evento sobre el que no tuvo voz puede aliviarse con la ayuda del punto de vista de un tercero objetivo.

Capítulo 10

CAMBIO DE CORAZÓN Y ESPERANZA

Por último, pensaremos en la octava y última sugerencia del Creador: ten fe en Dios y ten fe en el futuro. ¿No hay fe en que Dios intervendrá? ¿Hay algo de verdad en la afirmación de que quienes profesan la religión cosechan sus beneficios?

Se ha demostrado que confiar en Dios reduce los niveles de estrés, lo que a su vez elimina el sobrevoltaje nervioso y reduce la velocidad a la que los telómeros se acortan en las células. Los telómeros son el reloj biológico de una célula. Cada división celular hace que se reduzcan de tamaño. desaparecer, provocando la muerte de las células y la muerte del órgano en su conjunto. Esto explica por qué los creyentes tienden a vivir entre 7 y 11 años más que la población general.

LEVANTARSE CON OPTIMISMO

Dado que la esperanza influye en tantas facetas de nuestras vidas, es imperativo que descubramos cómo cultivarla y mantenerla. preste atención a los consejos proporcionados a continuación, que pueden restaurar la fe.

No dejes que la esperanza se desvanezca de tu mente. ¿Preocupado por el futuro? Intentar mantener una perspectiva optimista. Se trata de cómo enmarcas las cosas desde el principio. Revive momentos felices y reflexiona sobre las secuelas positivas que tuvieron.

Conquista tu mente de ideas negativas. El pensamiento negativo de Nochevieja (nye) está plagado de falacias que necesitan ser expuestas. Ayuda tanto con el acto de dejar de fumar como con el proceso mental de hacerlo. No debe asumir que solo porque algo no le ha funcionado antes, no podrá funcionar en el futuro. Necesitamos identificar las causas fundamentales de estos contratiempos, solucionarlos y luego devolver el control de la situación . Para decirlo de otra manera, no debe ser esclavizado por su historia. No se arrepientan de sus vidas anteriores. Tendemos a recordar experiencias de recuerdos felices y valoramos la sabiduría obtenida de ellos. Si te enfocas en los buenos momentos de tu pasado, puedes mirar hacia el futuro sin temor.

Altere la rutina mundana de su propia vida. Una persona que está paralizada por el anhelo y la tristeza podría considerar cambiar algún aspecto de su forma de vida. Sal de tu zona de confort y experimenta algo completamente nuevo, ya sea una nueva ubicación, una actividad, un amigo que no has visto en años o un tipo de música. Y si aún no lo ha hecho, tal vez ahora sea el momento de profundizar en la riqueza de conocimientos que contiene la Biblia. Estas alteraciones tendrán un efecto optimista en su perspectiva mental para el futuro.

ADQUIRIR UNA MIRADA POSITIVA SOBRE LA VIDA LA PRUEBA DEL OPTIMISMO Y LA ESPERANZA

Sin embargo relacionado. Hay muchas explicaciones en competencia para el mismo evento; Considere los siguientes ejemplos: 1) "¿Qué pasaría si este dolor de cabeza en realidad fuera causado por un tumor cerebral?" o: 2) "Estoy seguro de que este dolor de cabeza se irá pronto". Ningún diagnóstico está completo sin leer los pensamientos revisados. Cada circunstancia tiene aspectos buenos y malos que se deben considerar después de recopilar la mayor cantidad de datos posible. No obstante, debo volver a centrar mi atención en la buena preocupación y el buen permiso incluso, al parecer, las condiciones de siete días a la semana.

ANÍMENSE QUE DIOS ESTÁ ESCUCHANDO

Dios ha abierto un camino para que aquellos que se han desviado de él en el pasado lo encuentren de nuevo. Y no solo la entrada; ¡también hay mucha camaradería! Aquel cuyo corazón ha sido renovado por Cristo reconoce su total impotencia aparte de la gracia de Dios, comprende la profundidad y la fealdad de su pecado y se da cuenta de que no tiene nada que ofrecer. Como resultado del sacrificio de Cristo, los cristianos tienen la esperanza de que Dios escuchará sus oraciones y les concederá la paz. La vida del creyente siempre está siendo nutrida por la corriente que brota de la presencia de Dios. Debido a esto, sabemos que no estamos indefensos.

EL HECHO DE QUE DIOS ES MISERICORDIOSO DA MOTIVOS PARA TENER FE

En este verso, el vocalista admite su propia pecaminosidad, lo cual es de gran ayuda para el oyente. Reconoce la majestad de Dios y, en consecuencia, se da cuenta de que es impotente ante un Dios santo a menos que Dios le abra un camino. Para todos los fieles de Dios, Dios tiene. Ha mostrado gracia hacia los cristianos al dirigir su justa ira sobre Cristo en lugar de sobre nosotros. Por lo que Cristo ha hecho por nosotros, Dios ahora nos considera justos y eso nos da esperanza. Gracias a Cristo, ya no estamos bajo condenación, aun cuando nuestra naturaleza carnal y nuestra propia conciencia hablen con dureza contra nosotros.

TEN FE PORQUE DIOS SE COMUNICA CONTIGO

¡La Biblia es un milagro porque es la Palabra viva y activa de Dios! Durante circunstancias difíciles, puedes encontrar consuelo en el conocimiento de que Dios no te ha abandonado. Dios ha hecho posible que aprendas la verdad y seas purificado por ella. La Palabra de Dios es la espada del cristiano en la batalla espiritual que se avecina. Confía en que Dios proveerá lo que necesitas para mantener una vida saludable y próspera en este momento.

CREE QUE DIOS EVENTUALMENTE VOLVERÁ POR TI

Un vigilante, literalmente "el que vigila", montaba guardia sobre un área determinada desde un muro fortificado en la antigüedad. Se les pagaba para estar atentos a los invasores. Los creyentes esperan con ansias el "amanecer", o la segunda venida de Cristo, cuando Él aparecerá en una tremenda grandeza y esplendor desde los cielos para marcar el comienzo de la creación de un universo completamente nuevo . El Salmo nos exhorta a mantener la mirada en el presente, a no ceder al desánimo ya resistir la tentación de dejar que las preocupaciones del mundo nos distraigan de lo que realmente importa. Estar alerta contra la influencia pecaminosa en el mundo y en nuestros propios corazones es una parte esencial del proceso de espera. Como cristianos, nuestra fe se basa en el conocimiento cierto de que Cristo un día regresará en gloria. Sucederá, tan cierto y predecible como el amanecer.

CREE QUE DIOS TERMINARÁ LA BUENA OBRA QUE HA COMENZADO EN TI

Confrontar el pecado y darnos cuenta de que somos extraños en este mundo puede ser deprimente. Sin embargo, los cristianos ponen su fe en Dios para llevar a buen término su santificación, o madurez espiritual. Mientras el pecador se enfrenta al desánimo y la desesperanza, la nueva creación tiene fe en la capacidad del Espíritu Santo para producir frutos y activar buenas obras. El cristiano será honrado al final, y este mundo no es nuestro último destino.

ÍNDICE